AF600913

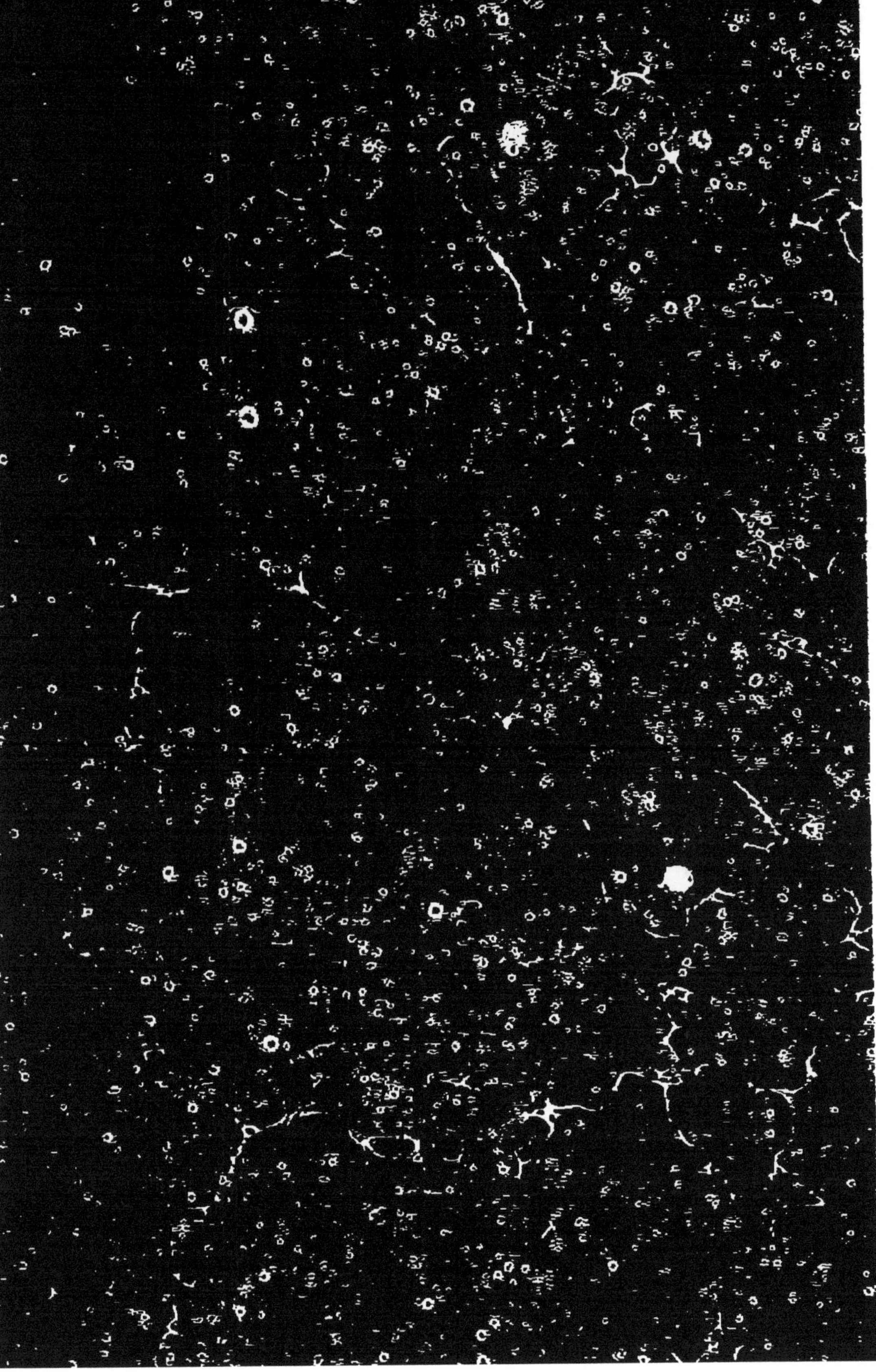

Tc 11 247

T. 2625.
F.b.t.

NOTIONS ELEMENTAIRES

D'HYGIÈNE,

A L'USAGE

DES MAISONS D'ÉDUCATION.

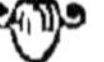

LYON. — IMPRIMERIE DE F. GUYOT, LIBRAIRE,
Grande Rue Mercière, 39

NOTIONS ÉLÉMENTAIRES

D'HYGIÈNE,

ou

L'ART DE CONSERVER ET D'AMÉLIORER LA SANTÉ,

à l'usage

Des Maisons d'Education,

Par F. GAUTHIER.

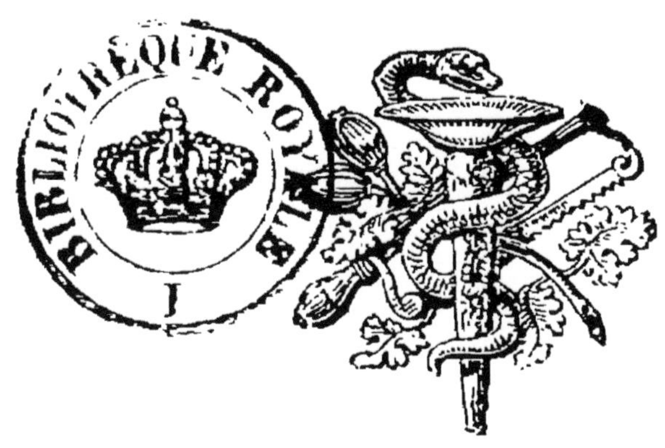
BIBLIOTHÈQUE ROYALE

LYON,

CHEZ F. GUYOT, IMPRIMEUR-LIBRAIRE,

GRANDE RUE MERCIÈRE, 39.

Aux Trois Vertus Théologales.

1842.

INTRODUCTION.

L'hygiène est l'art de conserver et d'améliorer la santé. On conserve la santé, en éloignant, autant que possible, par une sage prévoyance les causes de maladie; on l'améliore par un exercice bien réglé des divers organes. L'hygiène appartient à tout le monde. Il n'est pas besoin pour la comprendre de longues pratiques, ni d'une connaissance approfondie du corps humain. Elle n'exige point, dans la pratique, des dépenses qui puissent la rendre impossible à quelque classe de la société; elle ne demande que l'observation attentive des règles établies par la nature elle-même. Les parents qui veillent à la santé de leurs enfants, les maîtres et maîtresses qui s'occupent avec zèle d'entretenir la propreté dans leurs classes, qui président aux repas et aux jeux de leurs élèves, font chaque jour de l'hygiène. Malheureusement beaucoup de personnes, soit par ignorance, soit par imitation, ou bien pour contenter quelque passion grossière, négligent tout soin de leur santé, et provoquent par leur intempérance ou leur folie les maladies les plus graves. Les hommes surtout montrent à ce sujet une grande imprévoyance; il appartient aux femmes vertueuses d'établir par leurs exemples et leurs conseils les habitudes d'une vie régulière; et, parmi elles, qui se trouve mieux placé que les institutrices pour propager les éléments d'une science utile au bien-être de toutes les conditions? Cette science atteindra doublement son but si elle se trouve réunie à la religion et à la piété : Celle-ci, dit l'Apôtre, est utile à tout, à la santé du corps et à la santé de l'ame; au bien-être de la vie présente et au bonheur de la vie future.

Notre traité se trouve naturellement divisé en deux chapitres; dans le premier nous tracerons brèvement les règles d'hygiène qui ont pour but de prévenir les maladies;

les influences extérieures et celles de l'homme sur lui-même y seront développées sous divers paragraphes. Dans le deuxième, qui sera succinct, nous établirons les règles d'hygiène qui ont pour but d'améliorer la santé.

NOTIONS ÉLÉMENTAIRES

D'HYGIÈNE

A L'USAGE DES CLASSES.

CHAPITRE PREMIER.

Règles d'hygiène qui ont pour but de prévenir les maladies.

L'homme, par les rapports qu'il a nécessairement avec les autres corps de la nature, et en raison de sa propre activité, est exposé à une multitude d'influences dont les unes concourent à maintenir sa santé, et dont les autres tendent à la détruire. Il est important d'étudier ces influences ; on apprend ainsi à fuir celles qui sont nuisibles et à faire bon usage de celles qui sont utiles ; car celles-là même portent souvent préjudice à celui qui en abuse.

Ces influences, considérées par rap-

port à l'homme, sont de deux sortes; l
unes sont extérieures. C'est ainsi qu'agi
sent, par exemple, l'air, la chaleur, l
froid, les habitations et même les al
ments, puisqu'ils sont introduits du d
hors. Les autres sont intérieures, elle
viennent de nous, elles dépendent d
jeu de nos organes, du travail de l'esprit
des sentiments de l'ame et du réglemer
des passions.

ARTICLE PREMIER.

DES INFLUENCES EXTÉRIEURES.

Ces influences sont exercées : 1° pa
l'air; 2° par la chaleur; 3° par la lumière
4° par l'électricité; 5° par les habitations; 6° par les aliments et les boissons;
7° par les vêtements; 8° par les soins de
propreté.

§ Ier *De l'air.*

L'air est un fluide transparent qui en-
veloppe notre globe d'une couche de 7

myriamètres (15 ou 16 lieues environ) de profondeur, appelée atmosphère. Vu de près il semble dépourvu de toute couleur; et cependant c'est lui qui forme au-dessus de nos têtes cette masse d'un bleu d'azur que nous nommons le ciel.

L'air malgré sa ténuité est pesant, un litre d'air pèse un peu plus d'un gramme, c'est-à-dire, 812 fois moins qu'un litre d'eau : une colonne d'air, ayant toute la hauteur de l'atmosphère, fait équilibre à une colonne d'eau de près de 11 mètres (30 pieds); cette même colonne d'air ne peut soutenir que 756 millimètres (28 pouces) de mercure, métal liquide 13 fois plus lourd que l'eau. Sur l'observation de ce fait on a construit le baromètre; cet instrument, dans sa plus grande simplicité, est formé par un long tube de verre, complètement fermé à l'une de ses extrémités; le tube étant rempli de mercure, on le renverse en soutenant le métal avec un doigt, puis l'extrémité ainsi bouchée, étant plongée dans une cuvette pleine du même métal on retire le doigt; le mercure du tube s'écoule jusqu'à ce qu'il ait atteint la hauteur de 756 millimètres (28 pouces); puis il s'arrête. Quelle est la force qui le maintient à cette hauteur? C'est la pression exercée par l'air sur le mercure contenu dans la cuvette. C'est la même pression qui fait monter l'eau dans une pompe à mesure que l'on tire le piston; mais en vain tâcherait-on de l'élever au-delà de trente-deux pieds, l'eau ne monterait plus, l'air ayant épuisé toute son action, et pour faire parvenir de l'eau à une plus grande hauteur, on est obligé de reprendre par une seconde pompe le liquide apporté par la première et ainsi de suite.

Les couches inférieures de l'air, voisines de la surface de la terre étant pressées par le poids des couches supérieures sont plus denses, c'est-à-dire, plus compactes que ces couches supérieures. Par conséquent à mesure qu'on s'élève dans l'air, la colonne de mercure doit s'abaisser dans le baromètre, puisque la colonne d'air qui lui fait équilibre, diminue de plus en plus. C'est en effet ce qui a lieu; on a même observé qu'un abaissement d'une ligne dans le baromètre répond à une élévation de 20 mètres et demi (12 toises et demi), et on a pu calculer avec ce seul instrument les hauteurs des montagnes les plus élevées.

Outre les variations qui dépendent du lieu où on l'examine, le baromètre en offre d'autres accidentelles, qui coïncident avec l'humidité répandue dans l'atmosphère. Ainsi le baromètre baisse quand il doit pleuvoir, ou qu'un ouragan menace; il hausse quand le temps redevient serein. Voilà pourquoi on le consulte pour connaître le temps, c'est-à-dire l'état de l'atmosphère.

Votre corps entouré par l'air de toutes parts, a donc à supporter un poids énorme qu'on évalue pour un homme de taille moyenne à 16,800 kilogrammes

(33,600 livres). Nous ne nous apercevons point de cette pression parce qu'elle s'exerce au dedans de nous comme au dehors et qu'il n'est pas une seule partie de notre corps qui ne soit également pressée sur ses deux faces. Si même la pression extérieure vient à diminuer brusquement, si le baromètre baisse, nous éprouvons un malaise très marqué; nous accusons l'air d'être *lourd*, quoiqu'en réalité il soit devenu plus léger. Mais la sensation que nous éprouvons est due à la pression intérieure qui se fait sentir parce qu'elle n'est plus suffisamment contrebalancée au dehors. Cette pression intérieure est bien plus évidente encore dans l'application d'une ventouse: on allume quelques brins de filasse dans un verre, avant qu'ils soient entièrement consumés, on applique brusquement le verre sur la peau; celle-ci s'enfonce dans le verre comme attirée par une forte succion. C'est que l'air ayant été chassé en grande partie du verre par la combustion, n'est plus sur ce point assez dense pour réprimer l'expansion à laquelle tendent les liquides de notre corps. C'est par un effet analogue que si on s'élève sur une très haute montagne, la respiration devient haletante, le pouls plus fréquent; il se manifeste des hémorragies par le nez et même par la peau.

De ces considérations il est facile de conclure, que les habitations sur les lieux élevés conviennent peu aux personnes chez lesquelles les poumons s'irritent facilement, qui ont la respiration courte, la peau très excitable; au contraire le séjour sur une montagne est utile à ceux dont la peau blafarde a besoin de se colorer et dont la circulation languissante demande à être animée.

L'air n'agit pas seulement par sa pesanteur, et sur la surface extérieure de notre corps; il pénètre dans nos poumons par la respiration, et là se met en contact avec le sang pour le vivifier sans cesse. L'air n'est pas un élément, c'est-à-dire, un corps non susceptible d'être décomposé, comme le pensaient les anciens, il est formé de deux gaz (1), l'oxygène et l'azote. L'oxygène n'entre à peu près que pour un cinquième dans sa composition; et c'est lui cependant qui communique à l'air toutes ses propriétés. Sans oxygène aucun corps ne peut brûler, aucun animal ne peut vivre; dans l'oxygène pur les corps brûlent avec beaucoup plus d'éclat, mais aussi avec plus de rapidité; la vie s'y consumerait de même beaucoup plus vite. L'azote qui forme les $\frac{4}{5}$ restants est impropre à entretenir la combustion et la vie; mais il sert à tempérer l'activité de l'oxygène.

Des causes qui peuvent altérer la pureté de l'air.

L'air peut être altéré par le mélange

(1) On appelle gaz les substances qui sont aussi fluides que l'air; tous les corps de la nature sont ou solides, ou liquides, ou gazeux.

d'autre gaz, par des poussières malfaisantes, par certaines émanations dont la nature n'est pas toujours bien connue. De tous les gaz, celui qui altère le plus fréquemment l'air, est l'*acide carbonique*, sans couleur, mais un peu plus lourd que l'air, ce gaz se dégage de la poitrine des animaux, pendant la respiration. Ainsi, tandis que les poumons reçoivent de l'air vital, après en avoir absorbé l'oxygène, ils exhalent un air méphitique composé d'acide carbonique et d'azote, deux substances dont l'une tue, dont l'autre ne peut entretenir la vie. Voilà pourquoi des hommes ou des animaux, renfermés dans un lieu étroit, mal aéré, peuvent empoisonner eux-mêmes l'air qu'ils respirent, et s'asphixier.

L'air libre même ne tarderait pas à être corrompu par l'immense quantité d'acide carbonique, versée sans cesse par la respiration des animaux, si les végétaux, par une admirable compensation, ne décomposaient le gaz nuisible pour se nourrir d'un de ses éléments, et rendre à l'air son oxygène. L'acide carbonique se produit encore dans les fours à chaux, dans les lieux où brûle du bois, du charbon et partout où se prépare quelque liqueur fermentée, comme le vin, le cidre, la bière. On le rencontre aussi dans certaines cavités souterraines, où, en raison de sa pesanteur, il forme à la surface du sol une couche invisible, mais dans laquelle, les animaux ayant la tête près de la terre, sont bientôt asphixiés, et dans laquelle l'homme succomberait également s'il s'y plongeait. Comme ce gaz éteint subitement les corps qui brûlent, il faut, toutes les fois qu'on soupçonne sa présence dans quelque lieu, ne pas y pénétrer avant de s'être assuré qu'un corps enflammé continue à y brûler.

L'acide carbonique, qui est dissous dans un liquide, n'est jamais en quantité suffisante pour présenter le moindre danger; et il donne aux boissons une saveur aigrelette et fraîche. C'est lui qui fait mousser les eaux gazeuzes, le vin de Champagne, la bière etc. Un autre gaz, encore plus dangereux que le précédent, se dégage des lieux qui renferment des substances végétales et animales en putréfaction, particulièrement des fosses d'aisances; c'est du gaz *hydrogène* (1), combiné avec du souffre. Ce gaz se fait aisément reconnaître à son odeur insupportable d'œufs pourris. Quand il n'est mélangé que d'une petite quantité d'air, il s'enflamme à l'approche d'un corps enflammé. Aussi a-t-on vu quelques personnes entrant le soir avec une lumière dans des lieux d'aisance mal aérés, être aussitôt environnées de flammes qui leur faisaient de cruelles blessures. Des papiers enflammés jetés par imprudence dans une fosse qui n'a pas été vidée depuis

(1) Le gaz hydrogène pur est un des éléments de l'eau, l'autre élément est l'oxigène. Chose remarquable, l'eau est composée de deux substances très combustibles.

long-temps peuvent aussi produire une explosion terrible. C'est ce même gaz qui asphixie les ouvriers chargés de vider les fosses, lorsqu'ils n'ont pas pris les précautions nécessaires. On neutralise complètement les effets nuisibles de ce gaz par des aspersions d'eau chargée de *chlorure de chaux*, ou simplement d'eau de javelle; mais ce moyen ne pouvant guère être employé, en raison de la dépense, que pour de petites surfaces, on se contente, s'il s'agit d'une fosse, d'un égoût, d'établir un courant d'air qui, en quelques jours, enlève assez de gaz pour que la descente ne soit plus périlleuse.

Le gaz hydrogène, combiné avec le soufre, ne s'enflamme qu'à l'approche d'une lumière; mais, combiné avec le phosphore, il s'enflamme à l'air libre. Beaucoup moins abondant que le précédent, le gaz hydrogène *phosphoré* peut-être produit, pendant l'été, par la putréfaction de quelques poissons et même de certaines parties du corps humain.

Aussi apparaît-il parfois dans les cimetières, répandant autour de quelque sépulture nouvelle sa lueur blanchâtre. Combien d'histoires de revenants ont été inspirées par la vue de ce simple phénomène.

Le gaz hydrogène *carboné*, c'est-à-dire uni au principe du charbon, produit sur les animaux le même effet d'asphyxie que l'acide carbonique; il se dégage de la combustion des graisses, du charbon de terre et du bois humide. On le rencontre aux environs des marais et dans les mines de charbons, où quelquefois, enflammé par imprudence il donne lieu à des explosions désastreuses. Quand ce gaz est très chargé de charbon il brûle avec une flamme éclatante; l'homme a su en tirer parti pour l'éclairage; quelques précautions sont indispensables pour éloigner tout danger. Les tubes par lesquels se dégage le gaz, doivent être fort étroits; or du temps ou le gaz est allumé, il faut faire grande attention à ce que les conduits soient complètement fermés ; et si le gaz venait à se répandre dans un lieu fermé, ce dont on pourrait être averti par son odeur désagréable, il faudrait ne pas en approcher avec une lumière, et se hâter d'établir des courants d'air.

Les poussières qui se mêlent à l'air en certaine quantité, irritent les yeux, la gorge et les canaux qui distribuent l'air dans les poumons. Aussi les personnes qui ont les yeux délicats, et qui sont sujettes à s'enrhumer, doivent-elles fuir les professions dans lesquelles on est exposé à respirer de la poussière ; comme ceux de meunier de charbonnier, d'amidonnier, de peaussier, de batteur de coton ou de laine, etc. Il faut noter toutefois que dans ces diverses professions, les poussières innocentes en elles-mêmes ne nuisent qu'en excitant des organes non faits pour les recevoir ; mais il est d'autres poussières essentiellement nuisibles et qui réclament des soins tout particuliers ; telle est la poussière de tabac dans les lieux où l'on manipule cette substance, et d'autres encore auxquelles sont exposés les droguistes.

Outre les corps gazeux et les poussières, il peut encore exister dans l'air des particules tellement déliées qu'elles échappent le plus souvent à nos moyens de recherche, et qui cependant révèlent leur présence par des effets très marqués, souvent terribles ; on leur donne le nom général d'*émanations*. Les mieux connues sont sans contredit les odeurs ; car elles tombent encore sous un de nos sens. Ce sont de très petits fragments qui, détachés des corps, et entraînés par l'air, viennent se déposer sur la membrane qui tapisse les cavités du nez, et l'impressionnent plus ou moins vivement. Quelques-unes de ces odeurs peuvent déterminer des maux de tête, des défaillances, des nausées ; telles sont particulièrement celle des fleurs les plus recherchées par leur parfum, les roses, les lys, les tubéreuses, le jasmin, l'œillet, etc. C'est surtout pendant la nuit que les particules odorantes semblent être le plus abondantes, aussi, est-il dangereux de conserver des fleurs dans sa chambre à coucher pendant le sommeil.

Les émanations du sang et de la chair des animaux récemment tués n'ont rien de nuisible; et c'est à elles que les bouchers en général doivent leur teint fleuri et leur embonpoint. Les émanations des chairs putréfiées, au contraire, peuvent être la cause de maladies fort graves. C'est cette considération qui a fait éloigner les cimetières des villes, et fait défendre les inhumations dans les églises, comme cela se pratiquait autrefois.

Les puisards, les égouts découverts, les marais, en un mot toutes les eaux stagnantes dans lesquelles fermentent en grande quantité des matières végétales et animales, sont pour les lieux qui les environnent des foyers d'infection. Les émanations quelles produisent vont porfer à l'entour, et même au loin, dans la direction du vent, des fièvres d'accès, quelquefois mortelles, toujours dangereuses quand elles se prolongent. Ces émanations sont plus abondantes, lorsque les matières putrescibles commencent à s'humecter après une grande sécheresse, ou que le soleil a fait évaporer une plus grande partie de l'eau qui les recouvrait; elles sont surtout redoutables le soir. Il est donc important de nettoyer souvent les égouts, et d'éviter le voisinage des marais; il faut en éloigner les habitations, et ne pas s'en approcher autant que possible vers la nuit. Mais encore mieux que les hommes travaillent, soit à les creuser pour y maintenir un niveau d'eau suffisant, soit à les dessécher pour les transformer en terre de culture; le limon qu'on y trouvera sera employé comme engrais, et avec lui disparaîtront les maladies que nous avons signalées. Ces travaux ne devront être entrepris qu'à la fin de l'hiver.

L'homme, dans l'état de santé, répand des émanations dont nous ne pouvons nous apercevoir, mais qui n'échappent pas à l'odorat subtil du chien ; ce sont elles qui lui font reconnaître les objets appartenant à son maître, et qui le guident dans la route que celui-ci a suivie. Si beaucoup d'hommes sont entassés dans un lieu étroit, ces émanations ainsi que la respiration, dénaturent l'air et ne tardent pas à produire des maladies putrides. Si les hommes sont malades, ces émanations deviennent plus dangereuses et sont appelées *miasmes*. Ces miasmes propagent des maladies semblables à celles des individus primitivement affectés; mais le plus souvent ils bornent leurs ravages aux personnes les plus voisines du foyer d'infection, c'est-à-dire du point où la maladie a pris naissance. Il n'en est plus de même dans certaines circonstances ; si, par exemple, ils se développent au milieu d'une population fatiguée par les maux de la guerre, affaiblie par la disette et les privations de tout genre, abattue par le découragement; et si, avant tout, viennent à surgir quelques-unes des causes inconnues qui sont le secret de la providence, alors apparaissent ces *épidémies* terribles que, dans tous les temps et les lieux, les peuples effrayés attribuent follement à la malveillance. Que faire dans ces moments de crise? la fuite n'est possible que pour le petit nombre; et d'ailleurs, elle préserve mal: il est un moyen plus sûr, c'est de combattre le danger.

Le courage n'est jamais fatal qu'à peu de personnes, et il sauve les populations. Les épidémies les plus désastreuses sont celles où les hommes s'isolent les uns des autres, où l'on ne trouve personne pour soigner les malades, personne pour ensevelir les morts. Mais hâtez-vous de secourir ceux qui sont atteints, placez-les dans des lieux où l'air soit constamment renouvelé, où aucun secours ne leur manque, redoublez de propreté, purifiez les chambres et les vêtements de ceux qui ont succombé par des fumigations de souffre (1), de Chlore, ou simplement des lavages avec de l'eau chlorurée, et l'épidémie cessera bientôt de faire des victimes.

§ II. *De la chaleur.*

La chaleur est regardée, par les physiciens, comme un fluide extrêmement subtil, qui n'a pas de poids, qui se meut dans l'espace sous forme de rayons, qui pénètre tous les corps, les dilate en s'y augmentant, et produit, en se retirant, la contraction et le froid. Quelles sont les sources de la chaleur ? 1° Elle émane du soleil, dont les rayons échauffent d'autant plus l'atmosphère qu'ils arrivent moins obliquement sur la terre, et que

(1) Les fumigations demandent des précautions, et il ne faut les laisser pratiquer qu'à des personnes expérimentées. Les lotions faites avec de l'eau chargée de chlorure de chaux, ou mêlée d'eau de javelle, n'offrent pas de danger.

la surface de ce celle-ci est plus propre à les réfléchir, aussi les régions sablonneuses voisines de l'équateur sont les parties du globe les plus brûlantes. 2° La chaleur se produit encore par le frottement, la percussion et la combustion qui n'est ordinairement que la combinaison d'un corps avec l'oxigène.

La chaleur tend sans cesse à se répandre également dans les corps voisins les uns des autres, de telle sorte que celui qui en a davantage, cède son excédent à celui qui en a moins, jusqu'à ce que l'équilibre soit établi. Cette transmission de chaleur se fait beaucoup plus rapidemenr par certains corps que par d'autres. On dit, pour exprimer le fait, que ces corps sont bons *conducteurs* de la chaleur. Les meilleurs conducteurs sont les métaux; aussi nous font-ils éprouver quand nous les touchons, une sensation de froid parce qu'ils nous enlèvent très promptement une grande quantité de chaleur. Les liquides et l'air sont mauvais conducteurs; et comme les parties qui les composent n'ont entre elles que peu d'adhérence, il en résulte lors de l'échauffement de ces corps, un mouvement tout particulier appelé *ébullition* pour les liquides, et *courant* pour l'air. En voici l'explication; les parties inférieures pénétrées seules par la chaleur, se dilatent, c'est-à-dire augmentent de volume sans renfermer plus de matière; en conséquence, elles deviennent plus légères et s'élèvent, tandis que les parties supérieures plus pesantes se précipitent en bas pour s'échauffer à leur tour. Les vents sont des courants semblables établis sur une plus grande proportion.

La quantité variable de chaleur que transmettent les corps, s'appelle *température*. On mesure la température au moyen d'instruments appelés *thermomètres*. Celui qu'on emploie communément est formé d'un tube très fin que termine une boule à sa partie inférieure. L'instrument fermé par ses deux extrémités, contient du mercure, ce métal liquide que nous avons déjà vu employé à la construction du baromètre. Pour diviser le thermomètre en degrés, on le plonge dans de la glace fondante. Le mercure contracté par le froid descend; on marque un 0 au point où il s'arrête. Pour établir l'autre extrême, on plonge le thermomètre dans de l'eau bouillante; le liquide se dilate et s'allonge, le point où il se fixe est désigné par 100. L'espace compris entre les deux extrêmes est divisé en degrés égaux depuis 1 jusqu'à 100. D'autres degrés au dessous de 0 indiquent le froid où les divers liquides se congèlent.

L'homme et les animaux à sang chaud ont une température qui leur est propre et qui ne varie pas avec le lieu où ils se trouvent. Sous l'équateur, comme près du pôle, si la boule d'un thermomètre est enfoncée dans la bouche, le mercure monte environ à 34 degrés. Cette chaleur est due particulièrement à la respiration; aussi les animaux à sang froid qui n'ont que des poumons très faibles, comme les reptiles, ou qui n'en ont pas du tout, comme les poissons, n'ont guère une température plus élevée que celle de l'eau dans laquelle ils se trouvent ordinairement. Pour que nos organes intérieurs soient maintenus à cette température constante, il est donc nécessaire que nous ayons en nous une source de chaleur, et des causes de refroidissement qui puissent balancer l'influence des corps extérieurs; la source de la chaleur est, comme nous l'avons vu, la combinaison du sang avec l'oxigène de l'air, qui se fait à chaque respiration dans les poumons. La principale cause de refroidissement est dans la transpiration. Les changements trop brusques de température, qui ne laissent pas à nos organes le temps de rétablir l'équilibre, s'ils ne portent que sur une partie du corps, produisent la brûlure ou la congélation de cette partie; s'ils agissent sur tout le corps, ils sont promptement suivis de la mort. Les changements de température atmosphérique, fréquents dans nos climats, ne sont point en général assez extrêmes pour produire des désordres semblables; mais ils sont la cause d'une multitude de maladies, et nous devons nous en garantir avec soin.

Passage brusque du chaud au froid.

Le froid, qui nous saisit, supprime la transpiration et refoule à l'intérieur le sang qui s'était porté en plus grande abondance à la peau. De là, des fluxions sur quelque organe important et particulièrement sur ceux qui servent à la respiration, les maux de gorge, les enrouements, les rhumes, les fluxions de poitrine, etc.

Passage brusque du froid au chaud.

Les liquides subitement dilatés distendent les vaisseaux ; le sang se porte violemment vers le cerveau ; des suffocations et des évanouissements, quelquefois l'apoplexie. De plus, dans les deux cas, la digestion est troublée si l'estomac contient encore des aliments. Les changements de température qui arrivent plus lentement sont beaucoup moins à craindre, car il est plus aisé de prendre les précautions nécessaires pour éviter tout danger. Nous traiterons de ces précautions aux paragraphes *Vêtements*, *Habitations*, *Boissons*.

§ III. *De la lumière.*

Le principe de la lumière est inconnu comme celui de la chaleur; d'après ses effets, on la conçoit également comme un fluide subtil qui se meut par rayons, toujours en lignes droites, et avec une vitesse de plus de trente-cinq mille myriamètres par seconde (80,000 lieues.)

Parmi les corps les uns se laissent traverser d'outre en outre par la lumière ; on les appelle *transparents ;* les autres lui refusent tout passage, on les appelle *opaques.* Les corps opaques réfléchissent la lumière qui vient les frapper, au moins en partie. La portion de lumière non réfléchie est absorbée et anéantie. Les corps noirs à surface inégale sont ceux qui absorbent le plus de lumière et de chaleur ; les corps blancs et polis en réfléchissent au contraire plus que tous les autres.

La lumière n'est point simple ; si on la fait passer à travers un cristal allongé qui présente trois faces triangulaires, appelé prisme, elle se décompose en sept rayons, dans l'ordre suivant : rouge, orangé, jaune, vert, bleu, indigo, violet. Ce sont les mêmes couleurs que l'on retrouve dans l'arc-en-ciel, les gouttes de pluie qui sont suspendues dans l'air, ayant, à la manière du prisme, décomposé la lumière du soleil. La *couleur* dépend justement de la propriété qu'ont les corps de renvoyer à notre œil une espèce de rayon plutôt qu'un autre. Les corps noirs sont tels, parce qu'ils absorbent tous les rayons et ne nous en renvoient aucun. Les corps sont blancs s'ils réfléchissent, au contraire, tous les rayons. Le corps rouge est celui qui ne renvoie que le rayon rouge et qui absorbe les autres et ainsi de suite.

La lumière a les mêmes sources que la chaleur. Son action sur notre corps est presque toujours associée à celle de la chaleur, car elle est produite par les rayons du soleil. Cette action a pour effet principal, de brunir la peau, de la rendre plus épaisse et plus inégale; en même temps elle donne plus d'énergie à nos tissus, et favorise la circulation. Les personnes qui passent leur vie dans les lieux obscurs, sont pâles et décolorées, la privation de lumière agit sur elles comme sur les plantes; celles-ci perdent dans l'obscurité leur belle couleur verte, et leur consistance. Elles deviennent aqueuses et de couleur jaunâtre. L'homme a tiré parti de cette observation pour rendre plus tendres certaines plantes destinées à son usage (les laitues, la chicorée). Il est donc utile de s'habituer à braver les rayons du soleil; la blancheur et la délicatesse de la peau y perdent, la force de la constitution y gagne. Cependant, il faut se garantir contre l'action trop vive des rayons du soleil pendant l'été. Souvent ils déterminent à la peau, particulièrement sur la face et le cou, une fluxion sanguine, connue sous le nom de coup de soleil. Cet effet est plus commun chez les individus faibles, dont la peau est fine et délicate; mais il peut aussi se manifester chez les individus les plus robustes, et être suivi de maux de tête violents et d'une inflammation de cerveau.

§ IV. *De l'électricité.*

Si, avec une étoffe de laine ou de soie,

on frotte un tube de verre, un morceau d'ambre, un bâton de cire à cacheter, ces substances deviennent capables d'attirer à elles des corps légers, comme des feuilles d'or ou d'argent, de petits fragments de papier, des barbes de plume, de la sciure de bois, etc. Les corps attirés après être restés adhérents pendant quelques instants, sont ensuite repoussés. La cause de ce double phénomène est appelée *électricité*. Beaucoup de corps ne prennent pas d'électricité quand on les frotte; mais ils sont susceptibles de conduire celle qui s'est développée dans un autre corps, quand ils sont en contact avec lui; au contraire les corps dans lesquels on peut développer de l'électricité ne se laissent point traverser par elle. Frottez un tube de verre à l'une de ses extrêmités seulement, l'autre extrêmité ne donnera aucun signe d'attraction. Les *meilleurs conducteurs* sont les métaux, le charbon de bois, l'eau, le corps de l'homme et des animaux... Les corps non conducteurs sont le verre, la résine, la cire, l'air, etc. L'électricité peut se communiquer d'un corps qui en contient à un corps bon conducteur, non seulement par contact mais encore à distance. Ainsi qu'on approche le doigt ou une boule métallique d'une plaque de verre également frottée, il en jaillit une étincelle brillante, accompagnée d'un bruit sec, qui produit sur la peau un sentiment de piqûre. La foudre n'est qu'une énorme étincelle électrique. Pendant un orage l'atmosphère est chargée de fluide électrique. Tant qu'il reste enfermé dans les nuages, il n'est point dangereux. Alors cependant il commence à se manifester par un bruit sourd, et il exerce sur les personnes nerveuses une influence très remarquable ; c'est un état d'agitation et de malaise, un sentiment d'oppression, que la peur, il faut le dire, ne contribue pas peu à augmenter. Quand la foudre éclate, c'est l'étincelle qui jaillit d'un nuage fortement chargé ; les effets quelle produit sur les corps quelle rencontre sont très variés : on la voit quelquefois mettre le feu aux matières combustibles. Elle étourdit, paralyse et tue les êtres vivants. Mais quelque terrible que soit la foudre, il ne faut point s'en effrayer outre mesure, comme le font quelques personnes; car certaines précautions peuvent, en grande partie éloigner le danger. Je parlerai peu des paratonnerres; ils sont trop dispendieux à établir, pour que leur usage puisse être très répandu. Leur utilité vient de la propriété qu'ont les pointes d'attirer l'étincelle moins brusquement que les corps arrondis ; mais la tige du paratonnerre, en soutirant l'électricité, deviendrait elle-même une cause de danger, si elle ne communiquait avec une longue corde en fer qui conduit le fluide au fond d'un puits, où il se dissémine dans la terre. A défaut de paratonnerre, les caves voûtées sont très propres à préserver de tout danger; car les pierres sont non conducteurs; cependant, qui voudrait avoir recours à ce refuge? Une preuve aussi grande de pusillanimité donnée par les parents ou par les maîtres, aurait le grave inconvénient de les déconsidérer aux yeux des enfants, et d'aggraver les terreurs de ceux-ci. Des précautions beaucoup plus raisonnables consistent à ne point chercher, pendant l'orage, un abri sous les arbres dont le sommet élevé n'attire que trop souvent l'étincelle électrique, à tenir fermées les fenêtres et les portes des appartements, ou, si l'on est en route, à ne point précipiter sa marche, parce qu'il est d'expérience que le fluide électrique suit souvent les courants d'air; la même raison doit faire sentir combien est dangereuse la coutume de sonner les cloches pendant un orage.

La grosse pluie qui accompagne le plus souvent les orages, en diminue d'ailleurs beaucoup le danger. Comme l'air très humide est excellent conducteur, les unes se déchargent de leur électricité, sans lancer de grosses étincelles qui seules peuvent être dangereuses. C'est à tort que quelques personnes très craintives sont épouvantées par le bruit du tonnerre. Une fois qu'on a vu l'éclair, on n'a plus rien à craindre de l'explosion qui l'a produit. Si l'on n'entend le bruit que quelque temps après, c'est que le son se meut plus lentement que la lumière. On a calculé que chaque seconde ou chaque battement du pouls, compté entre l'éclair et le bruit, répond à une distance de plus de 340 mètres (1000 pieds).

§ V. *Des habitations.*

Les habitations nous protègent contre les influences de l'atmosphère dont elles peuvent modifier les qualités par leur construction; ce que nous avons à en dire n'est donc que la conséquence de ce qui a été développé précédemment; nous l'appliquerons spécialement aux écoles.

La première condition d'un lieu destiné à renfermer beaucoup d'enfants, c'est que l'air puisse s'y maintenir à l'état de pureté par un renouvellement facile et l'éloignement des diverses causes qui peuvent le vicier. La classe devra donc être suffisamment élevée, percée de nombreuses fenêtres, et avoir vue, autant que possible, sur une cour spacieuse, ou, encore mieux, sur un jardin. Il faut remarquer toutefois, à ce sujet, qu'une cour toute nue est bien préférable à ces petits jardins des grandes villes, où la végétation est étouffée et qui ne sont propres qu'à entretenir de l'humidité. Chaque jour, les croisées seront ouvertes plus ou moins long-temps, selon la saison, et plus particulièrement pendant la récréation. Car il faut éviter les courants d'air qui viendraient frapper sur les en- [illegible] immobiles pendant l'étude. On [illegible] rand soin à combattre [illegible] sibles : aussi, les la- [illegible] s, les égouts de la maison devront être surveillés et maintenus dans une propreté rigoureuse par des lavages répétés. Il est utile, pour la même raison, que les enfants ne prennent point leurs repas dans le lieu de la classe, qu'ils laissent en dehors les paniers qui contiennent leur nourriture, leurs sabots et leurs manteaux imprégnés d'humidité et souillés par la boue. Si la classe se trouvait sous le vent de quelque pièce d'eau stagnante, il serait prudent, en automne et au printemps, de laisser fermées les fenêtres qui donneraient de ce côté, et si l'on était forcé de les ouvrir, de ne le faire qu'au milieu du jour.

Les classes sont ordinairement chauffées par des poëles; ce n'est point le mode le plus salubre, mais c'est le plus facile, et celui qui expose le moins aux accidents. Les poëles dessèchent l'air, au point de gêner la respiration; on rend à l'air son humidité en plaçant sur le poêl[illegible] un vase rempli d'eau. La chaleur ne [illegible] pas dépasser une quinzaine de d[illegible] au-delà, elle provoque les maux de tête et le sommeil. Il faut que les enfants soient maintenus à distance du poële par une grille. Faute de cette précaution, on a vu plus d'une fois la robe de quelque jeune imprudente qui s'était approchée trop près de l'ouverture s'enflammer, et quelles peuvent être les conséquences d'un pareil accident? Les chaufferettes si recherchées par les femmes trop sensibles au froid ne sont pas sans inconvénients; entre autres, comme elles échauffent outre mesure les pieds, elles disposent au refroidissement des parties inférieures du corps et aux maladies qui peuvent en résulter.

La lumière n'est pas moins nécessaire, pas moins utile que l'air; il faut qu'elle se répande abondamment dans les classes; s'il est quelque partie moins bien éclairée, éloignez-en les jeunes filles aux cheveux blonds, aux yeux bleus, à la peau blafarde; celles-ci ont besoin plus que toute autre, de recevoir l'influence salutaire des rayons lumineux. La lumière peut fatiguer la vue par une trop grande vivacité et parce qu'elle tombe directement sur les yeux; il vaut mieux qu'elle descende de côté, de fenêtres élevées à quatre ou cinq pieds de hauteur, et garnies, pendant l'été, de rideaux verts.

§ VII. *Des aliments.*

L'homme perd continuellement, par diverses voies, une partie des éléments qui le composent. Ces pertes il les répare au moyen des boissons et des aliments. Mais les substances étrangères, pour se transformer en sa propre substance, ont besoin de subir une préparation nommée *digestion*, qui s'opère au-dedans de notre corps, dans un long tube contourné sur lui-même, qu'on appelle *intestin*. Les aliments, introduits dans la bouche, sont broyés par les dents et humectés par la salive. Lorsqu'ils sont suffisamment divisés, ils descendent dans l'*estomac*(1),

(1) C'est par erreur de langage que vulgairement

poche membraneuse où ils subissent l'influence d'un suc acide qui les transforme en une pâte grisâtre. De l'estomac, cette pâte arrive, par une ouverture appelée *pylore*, dans la premiere portion de l'intestin où, mêlée à la bile et à un autre liquide analogue à la salive, elle se divise en deux parties : l'une est le *chyle*, liquide blanchâtre, qui, repris par des vaisseaux très nombreux et très déliés, va se mêler au sang; l'autre portion est un résidu qui ne contient plus de matière nutritive. Si les divers organes qui concourent à la digestion ne remplissent pas chacun le rôle spécial qui lui est assigné, la digestion s'opère mal. Que les dents n'aient pas broyé convenablement, que la salive ne se soit pas trouvée en quantité suffisante, que l'estomac soit troublé dans ses fonctions qui exigent, pendant

on confond l'*estomac* et la *poitrine*. Ces deux mots désignent des parties bien différentes. Chacun connaît la poitrine. L'estomac est placé à la partie supérieure du ventre, au dessous de la poitrine.

quelques heures, le repos ou une moins grande activité de nos autres organes, que trop de bile soit versé par le foie dans l'intestin; chacune de ces causes a une fâcheuse influence dans l'ordre de son importance, et les dernières même peuvent déterminer un véritable état de maladie.

Tous les aliments ne sont pas également susceptibles de se laisser réduire en chyle. Ceux qui subissent facilement leur transformation sont dits légers et de facile digestion. On appelle *indigestes* ceux qui résistent à l'action des organes digestifs. Les corps susceptibles de se dissoudre, au moins en partie, dans l'eau, sont en général les plus faciles à digérer, aussi les graisses sont elles indigestes. Du reste, il est impossible d'établir une classification des aliments sur cette base. Tel aliment facile à digérer pour une personne est indigeste pour une autre et réciproquement. Tel aliment aussi ne devient indigeste que parce qu'il n'est pas bien préparé, ou que seulement il n'a pas été assez bien mâché.

Peu de substances sont susceptibles d'être digérées dans leur état naturel. Nous employons la cuisson pour diviser et amollir les autres. Il est cependant quelques aliments auxquels la cuisson est préjudiciable; ce sont ceux qu'elle durcit, comme les blancs d'œufs. L'homme est destiné par la nature à vivre exclusivement de substances du règne végétal et du règne animal. Le règne minéral ne fournit que le sel *marin* qui sert à faciliter la digestion, mais qui ne peut nourrir par lui-même.

§ VII. *Aliments tirés du règne végétal.*

Nous examinerons successivement, 1° les aliments *farineux*, qui contiennent une grande quantité de fécule; les aliments *mucilagineux* dont le suc (mucilage) visqueux et filant n'est point susceptible de se prendre en gelée; 3° les *fruits* ; 4° le *sucre* ; 5° les végétaux *huileux* ; 6° les *champignons*.

I. *Aliments farineux*.

Ce sont de tous les aliments végétaux les plus nourrissants ; ils sont de facile digestion et fournissent une grande quantité de chyle. A ces aliments se rapportent les farines de froment, de séigle, d'orge, de riz, le maïs ou blé de Turquie, la pomme de terre, les chataignes, les diverses espèces de fève, les pois, les lentilles. Aucun de ces aliments ne se mange cru ; ils subissent par la cuisson diverses préparations dont nous allons indiquer les principales. 1° Pain. Toutes les substances farineuses ne sont pas susceptibles d'être converties en pain. Pour servir à cet usage il faut qu'elles contiennent du *gluten*, matière collante, élastique, capable de fermenter par la chaleur et l'humidité. Le froment et le seigle donnent seuls des farines qui jouissent complètement de cette propriété. on les emploie soit purs, soit, le plus souvent mélangés ensemble, on peut aussi joindre d'autres farines qui seules ne pourraient être panifiées. Ainsi on peut faire entrer pour moitié avec le froment, et pour un tiers avec le seigle, les farines de maïs, de riz, d'orge, et même les pommes de terre, préalablement cuites et réduites en poudre ; quant aux farines de lentilles, de haricots, de pois, elles communiquent au pain une saveur désagréable.

C'est le levain, c'est-à-dire la pâte aigrie, qui ajoutée à la pâte nouvelle, la fait *lever*. C'est le résultat d'une fermentation intérieure qui distend la pâte et produit les vides que l'on y observe, plus ces vides sont nombreux, plus la pâte est légère. Les proportions du levain sont le tiers au moins de la masse, pour l'été, et la moitié pour l'hiver. Le levain parfait acquiert à peu près le double de son volume ; il repousse doucement la main et quand on l'agite il exhale une odeur vineuse.

Le pain a besoin d'être bien cuit; en général, 1 heure et 1/2 dans le four suffit pour la pâte la plus ferme, et trois quarts d'heure pour la plus légère. Les pains ne doivent pas excéder 6 kilogrammes (12 livres); plus ils sont gros, plus ils cuisent difficilement. Le pain mal cuit, ou chaud encore, est lourd sur l'estomac. Le pain qui contient du son nourrit moins que le pain de farine pure, car le son n'est pas une matière alimentaire, et notre estomac se refuse complètement à le digérer.

2° *La bouillie.* C'est la coction d'une farine dans le lait. Celle de froment est employée comme nourriture des jeunes enfants; elle doit être claire et bien cuite, autrement elle forme une colle épaisse qui n'est digérée qu'avec peine par les enfants robustes, et ne l'est point du tout par les enfants faibles. On fait une meilleure bouillie avec une farine légèrement roussie au four, qu'on laisse ensuite bien cuire avec le lait, en évitant qu'il s'y forme des grumeaux. Une nourriture qui convient mieux encore aux enfants délicats et aux convalescents est une panade au bouillon ou au lait fait avec des tranches de pain que l'on a une seconde fois exposées à la chaleur du four. 3° *Le vermicelle*, la semoule sont des pâtes faites avec la farine de froment, qui conviennent à tous les estomacs. 4° *La patisserie* est en général difficile à digérer; elle peut devenir malfaisante, si le beurre qu'elle contient est rance. Les biscuits et surtout les échaudés en sont les préparations les plus légères. 5° *Les légumes*, tels que fèves, haricots, pois, lentilles se mangent cuits dans l'eau, avec des assaisonnements divers; à l'état frais, ils se digèrent avec assez de facilité; à l'état sec ils sont beaucoup plus nourrissants, mais ils se digèrent plus difficilement et développent beaucoup de gaz dans les intestins. Les purées offrent moins d'inconvénients parce qu'on a rejeté dans leur préparation le pellicule coriace qui entoure la graine et qui est la partie la plus réfractaire à la digestion. Les légumes colorés tels que les lentilles et les haricots rouges, sont plus toniques et moins lourds que les autres. 6° *Pomme de terre*, ce légume est un des aliments les plus nourrissants et les plus salutaires. Originaire du Pérou, elle fut introduite en France vers la fin du 16e siècle, mais long-temps négligée et abandonnée aux porcs, elle n'est recherchée du pauvre comme du riche que depuis 50 ans. Les pommes de terre remplacent avantageusement les diverses farines dans les temps de disette ; mais pour être de facile digestion, elles ne doivent pas être récoltées avant leur parfaite maturité. 7° *Les chataignes* fournissent un aliment analogue à la pomme de terre, mais plus sucré ; elle sont une grande ressource pour les habitants des Cévennes. La plus salubre préparation de ces deux substances est la cuisson dans l'eau ou le lait.

II. *Aliments mucilagineux.*

Ils renferment peu de matières nutritives et n'excitent que faiblement l'estomac et les intestins ; aussi employés exclusivement ils relâchent nos tissus et diminuent l'énergie des diverses fonctions ; mais on les associe avec avantage aux aliments farineux et à ceux qui sont tirés du règne animal. Ils conviennent aux personnes sanguines ou irritables, et à celles qui relèvent d'une maladie dont les voies digestives étaient le siége. Beaucoup de ces aliments sont unis à quelque principe âcre ou aromatique, dont la cuisson dans l'eau les débarrasse. Quelques-uns se mangent crus.

Parmi les plantes rangées dans cette catégorie les *bettes*, les *navets*, les *épinards*, les *laitues* possèdent au plus haut degré la qualité mucilagineuse ; les asperges augmentent d'une manière sensible la quantité de l'urine et paraissent plus calmantes que les autres plantes du même genre; la *chicorée* contient ainsi que le *pissenlit* un suc de saveur amère, qui la rend tonique quand elle est mangée crue; mais cuite elle est adoucissante. *L'artichaut* est d'une saveur légèrement sucrée et assez nourrissant; il produit sur certaines personnes l'effet du café, et les empêche de dormir; dans *l'oseille* le principe mucilagineux est uni à un acide; dans le *cresson*, il l'est à un principe âcre ainsi que dans les *radis* et surtout le raifort qu'on mange crus, mais qui sont difficiles à digérer. Le *melon* au contraire a une saveur sucrée, mais il résiste aussi à l'action de l'estomac. Les *choux* ne conviennent qu'aux estomacs robustes, surtout quand ils sont cuits avec des viandes grasses; ils produisent beaucoup de gaz dans les voies digestives; les *choux-fleurs* n'ont point cet inconvénient et sont d'une facile digestion. Si on laisse fermenter ensemble des feuilles de choux hachées, du sel et du genièvre, on obtient la *chou-*

croûte, aliment salubre et anti-scorbutique.

III. *Les fruits*.

Quoique ce nom appartienne réellement aux divers produits qui succèdent à la fleur de tout végétal, on ne l'emploie dans la langue ordinaire que pour désigner les fruits charnus à noyaux ou à pépin. Ces fruits sont composés de sucs mucilagineux, d'une gelée végétale, de sucre, d'eau et de divers acides. Tous contiennent, avant leur maturité, un principe acerbe, que quelques-uns conservent étant mûrs. Frais, ils sont peu nourrissants; secs, ils le sont davantage. Les plus nourrissants sont les figues, les raisins secs, les pruneaux; les moins nourrissants sont les groseilles, les cerises, les fraises, les framboises, les pêches; ceux qui restent acerbes sont les coings, les nèfles, les cormes, certaines espèces de poires et de pommes, les fruits sauvages que la culture et la greffe adoucissent. S'ils ne fournissent que peu de substance nutritive, ils n'en sont pas moins très sains et très agréables, quand ils sont parvenus à leur maturité. Ils charment l'œil par la variété de leurs formes et la beauté de leurs couleurs ; ils flattent l'odorat et le goût par les parfums qu'ils exhalent ; ils sont légers, rafraîchissants; mangés avec du pain, ils conviennent presque à tous les estomacs. Les fruits verts recherchés par les enfants et surtout par les jeunes filles, sont absolument mauvais ; ils causent des coliques et affaiblissent les forces digestives. Les fruits sont d'autant meilleurs qu'ils sont mangés à leur époque et dans le pays qui les produit, car la nature, en les variant, les a particulièrement accommodés aux climats et aux saisons.

Les diverses préparations que l'on fait subir aux fruits ont pour but de corriger leur acidité ou de les conserver. La cuisson supplée, mais imparfaitement, à la maturité. Si l'on fait cuire le suc de ces fruits avec une quantité suffisante de sucre pour remplacer l'eau qui s'évapore, on obtient les diverses gelées; celle de groseille est la plus légère. Le raisiné dans lequel il n'entre que du moût de raisin et des poires de bonne qualité, est sain et agréable ; mais celui qu'on débite le plus ordinairement et qui est fait avec du moût de cidre et de mauvais fruits, est âcre et indigeste. Certains fruits comme les nèfles et les cormes, perdent leur goût acerbe par une altération naturelle.

IV. *Le sucre.*

Le sucre existe dans un grand nombre de végétaux ; mais le plus beau et celui qui cristallise le mieux, s'extrait de la canne à sucre et de la bette-rave. La canne à sucre est une espèce de roseau originaire de l'Inde, qui fut transporté dans le Nouveau-Monde. Le suc que renferment les cannes, exprimé fortement, est ensuite cuit jusqu'à consistance de sirop ; refroidi, il forme la cassonade. Dans cet état il est apporté en Europe, où on le purifie et où on le met en pains. Le sucre n'est point capable, étant pris seul, de nourrir, et il est fort échauffant; mais à une dose modérée, il stimule l'estomac et facilite la digestion.

V. *Le miel.*

Le miel est récolté sur les fleurs par les abeilles qui en font provision pour s'en nourrir pendant l'hiver. L'excellent goût du miel l'a fait rechercher de tout tout temps, et c'est pour s'en procurer plus aisément que les hommes ont réuni dans des ruches les insectes qui le produisent. Il est d'autant plus salubre qu'il est plus blanc et plus résistant. Il jouit de propriétés émollientes et relâchantes.

VI. *Aliments végétaux huileux.*

Ces sortes d'aliments sont les graines de différents arbres, comme les amandes douces, les faînes, les noisettes, les noix, en Europe; et dans les autres parties du monde le cacao avec lequel on fabrique le chocolat, et la noix de coco; c'est, en outre, le fruit même de l'olivier. Ces substances sont assez nutritives quand elles sont fraîches, mais elles sont lourdes sur l'estomac.

V. *L'huile.*

Cette substance s'extrait par pression des diverses graines huileuses et surtout de l'olive : celle-ci est la meilleure; elle se congèle à une température peu basse. Après l'huile d'olive, celle qui mérite la préférence est l'huile extraite de la graine de pavot, et qui est connue dans le commerce sous le nom d'huile d'œillette; elle n'a aucunement la propriété soporifique de la plante qui l'a produite. L'huile de noix, outre son goût fort, a l'inconvénient de se rancir aisément. Les huiles de faîne, de colza et de navette ne sont guère employées que pour l'éclairage. L'usage habituel d'une nourriture huileuse a pour effet d'énerver les fonctions digestives; mais les habitants des pays chauds, qui en font un grand emploi, contrebalancent cet effet par les épices dont ils surchargent leurs aliments.

VIII. *Les champignons.*

Les champignons diffèrent des autres végétaux, non seulement par leur forme, leur organisation, leur rapide croissance, l'absence de fleurs et de graines, mais encore par un principe qui tient beaucoup de la nature des chairs. Ils sont nourrissants mais d'une digestion difficile. Les diverses espèces qui sont employées comme aliments varient d'après les pays, et malheureusement, elles ont toujours beaucoup de ressemblance avec d'autres espèces très vénéneuses. Il est donc prudent de s'abstenir toujours des champignons qu'une longue habitude n'a pas appris à reconnaître, et même l'usage de ceux-ci demande encore quelques précautions. En général, il faut rejeter les champignons qui offrent une odeur désagréable, une chair mollasse, un goût amer, une teinte livide ou très brillante, dont la couleur change quand on les cueille, et qui croissent dans les lieux humides et très ombragés. Ceux qui ne sont point malfaisants, doivent être employés peu de temps après avoir été cueillis; s'ils commencent à noircir, ils doivent être rejetés, ou au moins passés, avant leur cuisson, dans le vinaigre. Si quelqu'un est empoisonné par des champignons, ce qu'annoncent les coliques atroces dont il est pris quelque temps après en avoir mangé, le premier secours à lui porter c'est de le faire vomir à l'aide de quelques grains d'émétique, d'huile, d'eau tiède, et même en introduisant les doigts dans la gorge, si on n'a pas d'autre ressource.

§ VIII. *Aliments tirés du règne animal.*

Parmi ces aliments il en est qui sont composés de *fibres* plus ou moins résistantes; d'autres d'une matière qui se dissout dans l'eau chaude et se prend en gelée par le refroidissement, ce qui la fait nommer *gélatine;* une troisième classe d'aliments animaux est essentiellement formée par une matière blanchâtre, visqueuse, qui se coagule au feu, en un mot, semblable au blanc d'œuf, et qu'on appelle *albumine.* Ces trois principes ne sont pas d'ailleurs absolument séparés; ils se retrouvent souvent unis, mais dans des proportions différentes. Nous aurons donc à examiner : 1° les aliments *fibrineux;* 2° les aliments *gélatineux;* 3° les aliments *albumineux;* puis nous étudierons 4° le *lait* et ses diverses préparations.

I. *Les aliments fibrineux.*

Ils se tirent des parties *charnues* ou *musculaires* (1) des animaux. Dans la chair le principe fibrineux est associé à la gélatine et à l'albumine, mais il est prédominant; c'est de tous les aliments celui qui exerce le plus l'estomac, y développe le plus de chaleur, est le plus nourrissant. C'est donc celui aussi qui donne le plus d'énergie à tous nos organes, et qui augmente le mieux nos forces; mais l'excès d'une pareille alimentation devient dangereux et prédispose aux inflammations et aux congestions sanguines.

(1) Les chairs des animaux vivants sont formées de fibres réunies en faisceaux qui, par leurs deux extrémités, adhèrent aux os et sont libres par le milieu. Les faisceaux de fibres ou *muscles* peuvent se contracter; en se contractant ils tendent à rapprocher leurs deux extrémités, entraînent les os, et font ainsi exécuter aux parties mobiles du corps leurs divers mouvements.

A cette première division appartiennent avant tout la chair du bœuf et celle du mouton, qui font, avec le pain, la principale nourriture des peuples de l'Europe. On y rapporte aussi les chairs également *colorées* de plusieurs autres animaux, tels que, parmi les quadrupèdes, le sanglier, le cochon, le chevreuil, le lièvre, etc.; et parmi les oiseaux, les pigeons, les perdrix, les canards, les oies, les cailles, etc. Ces chairs, au reste, ne possèdent toute leur vertu nutritive qu'autant qu'elles sont fournies par des animaux qui sont dans toute la force de l'âge et de la santé, qui ont trouvé une nourriture suffisante, et qui ont joui de la liberté de mouvement. Si les chairs trop fraîches résistent un peu à la cuisson, et se digèrent moins facilement, les chairs déjà altérées peuvent agir à la manière des poisons, aussi ne doit-on guère conserver la viande crue au-delà de deux ou trois jours en été, et de six à huit en hiver. Si l'on était forcé de se servir de viande déjà altérée, il faudrait la bouillir dans l'eau avec une certaine quantité de charbon.

Les préparations les plus salubres et les plus nourrissantes sont celles qui dénaturent le moins la chair employée, et qui retiennent le mieux ses éléments; aussi, les viandes rôties nourrissent mieux que les viandes bouillies. La viande bouillie perd une partie de ses éléments; mais on les retrouve dans le bouillon; *la gélatine*, *la graisse*, se sont dissoutes dans l'eau avec le principe aromatique et coloré de la viande; l'albumine en a été enlevé sous forme d'écume. Le bouillon est fort nourrissant; il ne fatigue point les intestins, et il se digère très facilement. On conserve la chair des animaux d'après divers procédés : dans les pays du nord de l'Europe, on la garde gelée pendant plusieurs mois, Il faut, quand on veut l'employer, la faire dégeler lentement. Dans les contrées où l'hiver n'est pas aussi rigoureux, et partout en été, on conserve les viandes pendant quelque temps en les couvrant de sel, et plus longtemps en les exposant, couvertes de sel, à l'action de la fumée, C'est surtout la viande de porc qui subit ces diverses préparations; assez lourde, quand elle est fraîche, elle devient, après avoir été fumée, plus facile à digérer, mais très échauffante; cet inconvénient disparaît quand on y ajoute une grande quantité de nourriture végétale. Quand aux préparations connues sous le nom de saucisson, et qui consistent en viandes hachées introduites dans les intestins de porc ou de bœuf, avec force épices, elles sont tellement excitantes, qu'elles ne doivent être employées qu'en petite proportion, et plutôt comme assaisonnement de pains, que comme aliments. Il faut rejeter ces diverses préparations quand elles ont une odeur rance, et qu'elles commencent à se moisir. Dans cet état le dégoût qu'elles inspirent est un avertissement que nous devons écouter;

introduites dans l'estomac elles causent des vomissements et d'autres accidents graves qui peuvent même se terminer par la mort.

II. *Les chairs blanches.*

Les chairs blanches sont toutes celles dans lesquelles le principe colorant est moins abondant, ou manque complétement, et dans lesquelles au contraire le principe gélatineux se trouve en plus forte proportion ; telle est la viande des jeunes quadrupèdes domestiques, de l'agneau, du chevreau, du veau, du jeune lapin, celle plus tendre encore de quelques oiseaux, du poulet en particulier. Ces diverses viandes cuites dans l'eau, fournissent un bouillon fort léger, mais elles sont de cette manière un peu plus difficiles à digérer que rôties ou cuites dans leur propre jus ; sous ces deux dernières préparations, elles fournissent un aliment rafraîchissant et utile aux estomacs faibles. Toutefois, elles ne sont réellement salubres qu'autant qu'elles ne viennent point d'animaux trop jeunes, autrement elles sont humides, glaireuses, et capables de fatiguer les intestins. Telle est par exemple la chair du cochon de lait et celle de veau avant cinq ou six semaines. On peut rapporter à cette division quelques animaux aquatiques, tels que les grenouilles et les écrevisses, et un grand nombre de poissons qui vivent dans l'eau douce ou dans la mer. Les poissons les plus légers sont : parmi ceux de mer, la limande, le carrelet, la sole, le merlan, et parmi ceux d'eau douce, la perche, la truite, la carpe, etc. Les poissons doivent être mangés le plus frais possible ; la raie seule fait exception. En effet, la plupart des poissons, surtout ceux des eaux salées, contiennent une huile qui rancit avec la plus grande facilité, et donne à la chair une acreté insupportable ; on reconnaît qu'un poisson est frais à l'absence de toute odeur, au brillant de ses écailles, et à la belle couleur rouge de ses *branchies* (1). Les poissons cuits dans l'eau sont, en général, d'une assez facile digestion ; il faut en excepter les poissons gras, qui demandent à être grillés. Les poissons salés ou séchés à la fumée, sont âcres, irritants, et ne doivent être employés que dans les pays froids ou comme assaisonnements.

(1) *Les branchies*, vulgairement appelées *ouïes*, sont des organes placés sur les côtés du cou, et au moyen desquels les poissons respirent l'air qui est mêlée à l'eau ; car un poisson mourrait dans de l'eau qui ne contiendrait point d'air, par exemple dans de l'eau qui aurait bouilli. L'eau qu'avale continuellement le poisson traverse les petites lames dont les bronchies sont composées, puis sort au dehors près les ouvertures extérieures. Dans ce trajet, l'air se trouve en rapport avec le sang contenu dans les nombreux vaisseaux des branchies, absolument comme cela se passe dans les poumons des animaux à sang chaud.

III. *Aliments gélatineux.*

On comprend sous ce nom la chair de très jeunes animaux, les tendons, la peau, les intestins connus sous le nom de tripes, et la gélatine pure formant les gelées animales. Ces aliments ont pour la plupart besoin d'être associés à quelque substance stimulante, pour être facilement digérés ; autrement ils traversent l'intestin avec une grande rapidité, et, par conséquent ne nourrissent que peu.

IV. *Aliments albumineux.*

En tête de cette classe, se placent les œufs dans lesquels l'*albumine* se présente à l'état de pureté. Durcis par la coction, ils deviennent lourds; mais chauffés deux à trois minutes dans l'eau boulllante, ils sont fort agréables et très aciles à digérer. Les œufs de certains poissons résistent complètement à l'action de l'estomac, même étant cuits : tels sont les œufs de brochet. On range dans la même catégorie la cervelle des animaux, le foie, le sang avec lequel on prépare le boudin, aliment fort lourd en raison de la quantité de lard qu'on y ajoute. Les huitres, les moules et les escargots, appartiennent à la même catégorie. Les huitres se mangent le plus souvent crues ; elles répugnent à quelques estomacs, mais pour le plus grand nombre elles sont de facile digestion. On ne doit au reste les rechercher que pendant l'hiver ; l'été elles se corrompent avec une grande facilité, et sont sujettes à différentes maladies. Les moules ainsi que les escargots, dont l'usage est moins commun, se mangent cuites. Elles sont d'une digestion assez diffficile. On doit s'en abstenir pendant les chaleurs, car c'est surtout à cette époque qu'elles produisent, chez certaines personnes, une éruption à la peau semblable à celle qui résulte de la piqûre des orties.

V. *Le lait.*

Quoique liquide, le lait se range parmi les aliments solides, plutôt que parmi les boissons, en raison des principes nutritifs et solide qu'il contient, et qui se coagulent dans l'estomac sous l'influence du suc acide que contient cet organe. Dans le lait de vache, abandonné à lui-même, on distingue trois parties, la *crême*, le *caseum* ou caillé qui se coagule sous la crême, le *petit lait* ou *serum*, liquide qui en fait à lui seul les neuf dixièmes. On trouve en outre dans le lait un sucre particulier. Le lait de vache, de chèvre et de brebis, contient une plus grande quantité de crême et de caillé. Le lait de femme et celui d'ânesse sont moins crêmeux, plus sucrés et plus léger. Le lait est la première nourriture de l'enfant et de tous les animaux *mammifères* (porte-mamelles). Pour les adultes il n'est plus assez nourrissant; mais il peut être utilement donné aux estomacs irrités par l'abus des stimulants, aux persônnes convalescentes d'une maladie inflammatoire, aux individus nerveux, car il est éminemment adoucissant. Si beaucoup de personnes le digèrent mal, cela tient le plus souvent à la mauvaise qualité du lait et à la préparation qu'on lui a fait subir. Le lait diffère beaucoup selon l'état de santé des vaches et selon les aliments dont elles se nourrissent. Les vaches toujours enfermées dans leurs étables fournissent en grande abondance un lait fade, très aqueux, il en est de même des vaches qui se nourrissent de joncs et de plantes marécageuses. Au contraire les vaches qui paissent les herbes des lieux secs et élevés, donnent un lait plus substantiel, mais en moindre quantité. La meilleure manière de prendre le lait, est d'en user tel qu'il sort du pis de la vache; s'il est froid de le réchauffer au bain-marie. En bouillant il commence à se décomposer; le chocolat et le café qu'on y ajoute ordinairement, le rendent plus stimulant mais indigeste.

VI. *La crême.*

La crême est agréable au goût, mais d'une digestion difficile ; battue dans un petit tonneau appelé baratte, elle sert à former le beurre. Le *caillé* qu'on a fait égoutter constitue le fromage blanc ; il est très rafraîchissant et légèrement acide ; quand il est préparé avec du lait non écrémé, il est plus agréable, plus onctueux, mais aussi plus indigeste. Les fromages *fermentés* sont très excitants, et ils facilitent la digestion du pain avec lequel on les mange le plus souvent. Leur nature échauffante en doit faire rejeter l'usage trop fréquent.

VII. *Des assaisonnements.*

Les assaisonnements sont utiles pour relever la saveur des mets, réveiller l'action de l'estomac et rendre la digestion plus facile. Telle est la limite dans laquelle devrait se renfermer leur usage. Malheureusement en les variant de mille manières, on se propose moins de rendre les mets salubres, que de satisfaire la sensualité, et les assaisonnements deviennent ainsi la cause la plus fréquente des maladies de l'estomac. Parmi les assaisonnements, le sel est le plus simple et le plus généralement adopté. A petite dose, il ne présente aucun inconvénient; on peut dire la même chose du poivre; mais à plus fortes doses, ces substances, ainsi que celles qu'on emploie à peu près de la même manière comme le thym, le laurier, la canelle, le vinaigre, l'ail, l'ognon, etc., accoutument l'estomac à une excitation dont il ne peut plus se passer pour digérer et qui le fatiguent assez promptement. Le beurre, l'huile et la graisse à l'état frais jouissent de propriétes douces, mais se digèrent assez lentement; échauffées jusqu'à l'ébullition, ces substances, sous le nom de roux, de friture, se dénaturent complètement; elles deviennent irritantes, et malsaines. Aux ragoûts ainsi préparés, on devra toujours préférer les viandes simplement rôties ou bouillies.

§ IX. *Des boissons.*

L'eau est la plus simple et la plus salutaire des boissons, et même tous les liquides que nous recherchons pour appaiser la soif ne doivent cette propriété qu'à l'eau qu'ils contiennent; quand nous la buvons, non seulement elle humecte la bouche et l'arrière gorge, mais encore descendue dans l'estomac, elle contribue puissamment à dissoudre les substances alimentaires, hâte ainsi la digestion, et bientôt, absorbée par les pores intérieurs, se mêle au sang qu'elle rafraîchit et rend plus liquide, réparant en partie les pertes que ce liquide a faites par la sueur et les diverses évacuations.

L'eau bonne à boire, doit être pure et suffisamment mêlée d'air; c'est pour cette dernière raison que l'eau bouillie, dont l'air s'est dégagé sous forme de petites bulles, est fade et lourde sur l'estomac. On lui rend son goût et ses propriétés en la battant à l'air. L'eau pure n'a aucune odeur, ni aucun goût désagréable, elle est limpide, ne dépose point, dissout le savon sans former de grumeaux, et cuit parfaitement les légumes. L'eau de pluie, recueillie dans des citernes bien entretenues, l'eau de source qui n'est autre chose que l'eau de pluie ayant filtré à travers les couches superficielles de la terre, et surtout l'eau vive d'une rivière, coulant sur un lit de sable ou de roc, doivent être préférées. L'eau de puits dans beaucoup de localités, est mêlée à une grande quantité de craie ou de plâtre qui la rend très laxative. L'eau de neige fondue, paraît disposer à la perte prématurée des dents, et peut-être au goître.

Si l'on est forcé de se servir d'eau marécageuse, de celle d'une rivière salie, ou par la bourbe qu'elle entraîne, ou par les immondices qu'on y jette, on peut remédier à tous ces inconvénients en faisant filtrer l'eau à travers des couches successives de charbon grossièrement pilé, de sable et de mousse. Le charbon enlève à l'eau toute mauvaise odeur et la rend aussi claire que l'eau de pluie; il ne lui manque plus, pour être parfaite, que de l'air qu'on y ajoute par l'agitation. L'eau pure, comme boisson, ne saurait avoir d'inconvénient que par la faute de ceux qui l'emploient. Tel est le cas, par exemple, où le corps étant échauffé par un exercice violent, on boit avec avidité de l'eau très froide; le changement brusque de température, la suppression subite de la transpiration, peuvent déterminer quelque grave maladie. Aussi est-il prudent en pareille circonstance, d'attendre quelque temps, puis de ne boire que lentement, laissant ainsi l'eau s'échauffer un peu dans la bouche. Avalée en trop grande quantité hors du repas, elle peut diminuer l'activité de cet organe au point de troubler la digestion. Les mêmes réflexions s'appliquent à plus forte raison, aux boissons dites rafraîchissantes, et qui sont composées du suc acide de citron, de groseille (limonade), etc., ou de quelque graine huileuse, comme l'amande douce (orgeat); elles sont pour beaucoup d'estomacs fort pesantes, et s'allient mal avec le travail de la digestion. La meilleure addition qu'on puisse faire à l'eau, pour en corriger la crudité ou la rendre plus sapide, est celle d'une petite proportion de vin.

L'homme n'a point cherché seulement dans les boissons un moyen de se désaltérer. Il en a créé d'autres plus actives, plus stimulantes, dont l'effet peut varier depuis une excitation très modérée qui double les forces ou anime l'imagination, jusqu'à un délire honteux, où croyant de n'oublier que ses maux il oublie les devoirs les plus sacrés ; ces boissons, d'après l'usage qu'on en fait peuvent être ou bienfaisantes ou un poison d'autant plus pernicieux, qu'il ne tue que lentement, après avoir usé la raison et abaissé l'homme à l'état de brute. Les moins dangereuses d'entre elles sont celles qui résultent de l'infusion (1) dans l'eau de certaines plantes aromatiques. Les autres sont soumises à un mouvement intérieur, appelé *fermentation*, pendant lequel se produit de l'esprit de vin ou alcool.

I. *Boissons stimulantes par infusions.*

Ces sortes de boissons ne sont qu'excitantes et ne peuvent déterminer l'ivresse.

(1) *L'infusion* est le résultat de l'action de l'eau bouillante projetée sur une substance dans un vase clos ; on emploie ce mode d'opérer pour les plantes aromatiques. Mais si on fait bouillir l'eau avec la substance, on a une *décoction*.

Les plus usitées sont le café et le thé. Le café est la graine d'un arbrisseau qui croit en Arabie, et qui depuis a été transporté par les Européens dans l'Inde et en Amérique. Cet arbrisseau dont les fleurs blanches exhalent l'odeur suave du jasmin, porte un fruit de la grosseur d'une merise, qui contient deux graines accolées l'une à l'autre par leur partie plate. Dans ces graines amères l'action du feu développe un principe aromatique qui les fait rechercher par tous les peuples. L'infusion du café dans l'eau est excitante; et cette excitation qui favorise la digestion, peut être portée au point d'empêcher le sommeil. Elle ne convient donc nullement aux personnes irritables, à celles qui sont sujettes aux palpitations. L'habitude d'en prendre se convertit bientôt en un besoin impérieux; car sans lui l'estomac ne fonctionne plus, l'intelligence s'engourdit et le sommeil arrive trop tôt, pour manquer ensuite une grande partie de la nuit. Le café au lait, aliment favori de la plupart des femmes, est, comme nous l'avons déjà dit un aliment assez indigeste qui devient nécessaire aussi par l'excitation journalière qu'il produit.

Le thé est fourni par un arbrisseau originaire de la Chine et du Japon Ce sont les feuilles qui, roulées et séchées, sont envoyées en Europe, et font l'objet d'un commerce considérable. Le thé s'emploie comme le café, mais étendu d'une plus grande quantité d'eau; et comme le café, il excite les forces digestives, et par son abus finit par les affaiblir. Son emploi convient mieux dans les pays froids que dans les pays chauds. A forte dose, il cause l'insomnie et un tremblement général.

II. *Des boissons fermentées.*

La base de ces boissons est l'*alcool* ou *esprit*, liquide inflammable qui peut s'extraire non seulement du vin, mais encore des merises (Kirsch-Wasser), du suc de canne (rhum), des grains, des pommes de terre; en un mot de toute substance végétale sucrée qui fermente. L'alcool pur produit sur la langue, et jusque dans l'intérieur de l'estomac, une chaleur âcre; bientôt son action se porte sur le cerveau, et à une excitation passagère succède la stupeur, les convulsions et la mort. Uni à une certaine quantité d'eau, il constitue ce liquide appelé eau-de vie, que les peuplades sauvages ont caractérisé par le nom d'eau de feu. L'usage habituel même modéré de l'eau-de-vie doit être condamné; rien n'est plus propre à entretenir l'irritation de l'estomac; aussi est-ce une cause fréquente du cancer de cet organe, surtout chez les gens qui en boivent à jeun. Quant à ceux qui en portent souvent la dose jusqu'à provoquer l'ivresse, la perte de l'appétit, la diminution de la sensibilité, une vieillesse précoce, et un tremblement habituel, sont les moindres maux qui les menacent. On ne diminue que médiocrement les dangers de l'eau-de-vie en la chargeant d'aromates ou de sucre, et en la déguisant sous le nom de *liqueur*; l'eau-de-vie ne peut avoir quelque utilité que dans les pays froids et humides. Dans les grandes chaleurs, mêlée à une très grande proportion d'eau sucrée, elle peut former une boisson agréable et salutaire.

Le *vin* est le produit de la fermentation du suc du raisin; il doit ses principes actifs à l'alcool. Les vins nouveaux en contiennent, toutes choses égales plus que les vieux. L'effet de ce liquide est en rapport avec la quantité relative d'*esprit* qui lui est particulière; cet effet moins énergique que celui de l'eau-de-vie, n'en diffère cependant pas essentiellement, et ne mérite pas une description particulière. C'est avec l'eau que le vin doit être employé, et de cette manière, son usage est utile. Pur, et à très petite dose, il convient aux personnes faibles et aux vieillards.

Le cidre est formé par la fermentation du jus de pommes ; la bière par la fermentation de l'orge germée, à laquelle on ajoute une substance amère, particulièrement du houblon. Ces deux liqueurs beaucoup moins riches en alcool, sont toutefois susceptibles de produire l'ivresse quand elles sont concentrées. La bière légère est très propre à calmer la soif et ne présente aucun danger ; la bière forte qui se fabrique surtout dans les pays situés au nord de la France, excite vivement l'estomac, est assez nourrissante et ne doit être prise que d'une manière modérée. Le cidre se divise de même en fort et faible. Le fort ne contient que peu d'eau ; tant qu'il est nouveau, il est difficile à digérer ; mais quand il est *paré*, c'est-à-dire qu'il a suffisamment fermenté, son action stimulante se rapproche beaucoup de celle des vins mousseux. Le petit cidre qui s'obtient en jetant de l'eau sur le marc de pommes, est une boisson rafraîchissante, mais nullement tonique.

DU MEILLEUR RÉGIME A SUIVRE PAR RAPPORT A L'ALIMENTATION ET AUX BOISSONS.

Rien de trop. Ce précepte, gravé par les sages de la Grèce dans le temple de Delphes, doit être la base de notre hygiène. Quant aux règles qui en découlent, elles peuvent se réduire à un petit nombre dont il n'est pas prudent de s'écarter.

1° On doit, pour manger et pour boire, attendre que l'appétit et la soif se soient éveillés; mais il faut se garder de confondre avec l'avertissement donné par la nature, cette faim et cette soif factices que provoque la vue des mets nouveaux, qu'entretient la gourmandise et l'abus des boissons fermentées.

2° Si la faim et la soif quoique naturelles, ont été portées à un degré excessif par une abstinence forcée, il est d'autant plus dangereux de les satisfaire, que celle-ci a été plus prolongée ; et ce ne sont point les aliments les plus nourrissants, ce sont les plus faciles à digérer et les moins irritants qu'il faut introduire dans l'estomac. Ces précautions sont particulièrement nécessaires chez les convalescents qui, long-temps soumis à la diète, sont poussés par un appétit désordonné, et par la dangereuse croyance que plus ils mangeront plus ils verront leurs forces revenir promptement.

3° La meilleure indication qu'on n'a pas outrepassé le vœu de la nature, c'est le bien être qui suit le repas ; mais quiconque se sent lourd et incapable de travailler, qui s'engourdit et s'endort, qui est tourmenté par des rapports aigres et fétides, qu'il prenne garde à lui ; son estomac fatigué veut du repos : une diète, sinon absolue, au moins bornée à quelques aliments légers, est le seul moyen de prévenir les accidents qui éclateront plus tard.

4° Il convient de régler les heures des repas. Ces heures, subordonnées aux occupations de chaque personne, sont généralement déterminées de manière à ce que le principal repas soit à la fin de la journée. Les repas ne doivent pas être trop rapprochés l'un de l'autre. Cinq heures d'intervalle sont au moins nécessaires pour les repas copieux. Deux repas suffisent à beaucoup d'estomacs ; ce nombre ne doit guère être dépassé par les personnes qui se livrent à des professions sédentaires. Les enfants, les jeunes gens et tous ceux dont le travail exige beaucoup de mouvement, ont besoin de plus de nourriture. Quatre repas, dont deux plus légers, alternant avec deux plus abondants suffisent à tout le monde.

5° Il est utile d'unir la nourriture animale à la nourriture végétale, et de n'en adopter aucune exclusivement. Toutefois la viande est plus nécessaire en hiver et dans les pays froids et humides ; les légumes et les fruits sont plus en rapport avec les saisons chaudes et les contrées du midi.

6° Les aliments ne doivent pas avoir une température bien différente de celle de l'intérieur du corps. Les boissons peuvent être employées plus fraîches, mais avec la précaution de ne point boire trop vite. Les variations trop prononcées de température, comme, par exemple, celle du vin froid qui succède à une soupe très chaude, sont les causes les plus ordinaires des maladies qui affectent les dents et déterminent leur chute. La soupe mangée, la précaution de mettre, avant de boire, un morceau de pain est très sage.

7° C'est dans le régime surtout que certaines habitudes peuvent avoir une influence pernicieuse. Nous avons indiqué aux aliments et aux boissons, celles que l'on doit éviter. Il n'est pas moins prudent de se garder des conseils de personnes bien intentionnées, mais ignorantes qui ont toujours une recette toute prête, pour faire disparaître les indispositions qu'enlèveraient quelques soins, la diète et le repos. La diète est pour ces conseilleurs un mot effrayant; restez vingt-quatre heures ou même douze heures sans manger, vous serez perdu à les entendre; mais prenez leur vin chaud chargé de sucre et d'épices, vous serez guéri aussitôt. Que d'individus sobres d'habitude, que de femmes surtout ont dû à ces pernicieux conseils de longues et dangereuses maladies.

§ X. *Des vêtements.*

Les vêtements sont destinés à préserver notre corps des chocs extérieurs et des intempéries de l'air, à maintenir autour de nous une température presque égale et qui ne suive pas les variations brusques de l'atmosphère, à soutenir les parties avec lesquelles ils sont en contact. L'homme les fabrique avec des produits animaux, la laine, la soie, le poil, le cuir; ou bien avec des matières végétales, telles que le chanvre, le lin, le coton, la paille. Les substances qui cèdent le plus facilement de la chaleur, forment les vêtements frais; célles au contraire qui sont mauvais conducteurs (voyez page 21) sont dites chaudes, parce-qu'elles conservent, sans se l'approprier, la chaleur qui émane de notre corps. Les vêtements de laine sont les plus chauds de ceux qu'on emploie communément dans nos climats; ils ont en outre, l'avantage, quand ils sont appliqués sur la peau, d'absorber la transpiration, sans trop se refroidir. Ils conviennent donc à toutes les personnes qui sont facilement impressionnées par le froid et qui s'enrhument facilement, à celles qui transpirent aisément, et qui sont par état exposées à des exercices violents et aux changements de température. Cependant, il ne faut pas regarder comme indispensable l'application de la laine sur la peau, même chez ceux qui se trouvent dans les conditions que je viens d'énumérer, et en particulier chez les enfants robustes. La laine portée pendant long-temps sur une large surface de notre corps et surtout celle de la poitrine, devient tellement nécessaire qu'on ne peut la quitter impunément, même pendant les chaleurs de l'été. Pourquoi condamner à cette habitude celui qui n'en a pas besoin, et le priver de cette ressource, quand l'âge où la maladie aura commencé à l'affaiblir? Les vêtements de laine doivent être assez fréquemment renouvelés car, ils retiennent fortement la sueur et les émanations animales. Le choix des vêtements doit moins se régler sur l'époque de l'année que sur la température qui règne dans le moment. Beaucoup de personnes, au contraire, consultent plutôt, pour prendre les vêtements d'été, leur almanach que le thermomètre; elles se hâtent dès les premiers rayons du soleil de Mai de revêtir des habits légers de toile ; puis si la température vient à baisser considérablement, comme cela est fréquent dans nos climats si variables, elles rougissent, pour ainsi dire, de reprendre leurs vêtements d'hiver. De là, des rhumes tenaces, des maux de gorge, des enrouements, des inflammations d'yeux et d'oreilles, etc. Il faut bien se persuader qu'il n'est qu'un petit nombre de constitutions naturellement robustes, et longtemps éprouvées, qui puissent négliger toute précaution. Le plus sage parti est de ne se dégarnir que tard et peu à peu, et de commencer à se vêtir chaudement dès l'approche de l'automne.

La forme des vêtements mérite, surtout de la part des femmes, une attention particulière ; la mode, à laquelle on craindrait de déroger, tend presque toujours dans ses caprices à s'éloigner des formes naturelles ; car, avant tout, elle veut être bizarre, et plus d'une fois, elle n'est qu'une adroite invention, propre à faire partager à toutes les femmes, les difformités que quelques-unes ont intérêt à dissimuler. C'est elle qui transforme les épaules en bosses monstrueuses, qui surcharge de bonnets de toute espèce la tête, dont la chevelure est le plus bel ornement; qui emprisonne les pieds dans des souliers étroits, et les rend inhabiles à la marche. Mais de toutes les inventions qu'elle a pu créer, la plus détestable sans contredit, est le corset. En comprimant la poitrine et le ventre, il gêne à la fois la circulation, la respiration et la digestion les trois fonctions les plus importantes de la vie; il nuit à la liberté des mouvements, et cause plus de difformités qu'il n'en prévient; cependant malgré les nombreux inconvénients qu'on reproche à ce vêtement, les femmes ne peuvent se décider à l'abandonner; il est vrai que si elles y renoncent momentanément, elles éprouvent un malaise réel; mais ce malaise n'est que la suite d'une mauvaise habitude. Si le tronc a de la peine à se soutenir, si les organes contenus dans le ventre, dès qu'ils sont abandonnés à leur propre poids, produisent une sensation incommode de pesanteur, c'est que les muscles chargés de maintenir les diverses parties, ont perdu dans une oisiveté forcée, leur ressort et leur énergie. Elevez une jeune fille sans ces entraves, laissez-lui exercer les muscles que le corset paralyserait, et jamais elle n'éprouvera ces inconvénients auxquels le corset ne remédie que parce qu'il les a créés. Quant aux personnes qui en ont contracté l'habitude le corset sera supplée avantageusement par des ceintures lacées, ou le busc inflexible est remplacé par un tissu élastique.

§. XI. *Propreté.*

Si les soins excessifs donnés à la parure sont condamnables, la propreté est un devoir et une vertu; les maîtresses doivent en donner l'exemple, car les enfants sont, en général, assez peu soigneux de leurs vêtements, et encore moins de leur personne; c'est la malpropreté qui engendre et propage plusieurs infirmités dégoûtantes : tels sont surtout les poux qui infestent la tête de tant d'enfants, y provoquent une démangeaison insupportable, et déterminent la formation de croutes fétides, sous lesquelles s'amasse un pus corrosif. Il suffit pour guérir cette petite maladie, que respecte la crédulité de quelques parents, de couper les cheveux, de laver les petites plaies avec de l'eau de guimauve, et de détruire la vermine par des soins répétés.

La peau fournit par ses pores une espèce d'huile grasse destinée à entretenir sa souplesse, et qui est plus abondante dans toutes les parties exposées à des frottements. Mais cette matière retient aisément la poussière, les substances colorantes, et en se séchant elle forme un enduit qui ferme les pores et nuit à la transpiration; il est donc nécessaire de se laver fréquemment; l'eau tiède ou l'eau froide avec addition de savon, dissout parfaitement l'enduit gras, et rend à la peau son poli et sa couleur. On appelle *bain* l'immersion du corps tout entier dans l'eau; et *lotion* le lavement d'une partie.

Les bains ont sur nous des effets très différents, selon qu'ils sont *tièdes* ou *froids*. Le bain tiède prolongé pendant une heure nettoie parfaitement et assouplit la peau, il délasse des fatigues de la journée; il calme les personnes nerveuses; mais aussi il est relâchant, et répété trop souvent, il finirait par affaiblir nos organes, mais cet abus est peu à craindre, et le manque d'usage est beaucoup plus commun et plus pernicieux. Il n'est pas rare non plus de rencontrer des personnes qui pour un seul bain, éprouvent un abattement très prononcé; mais c'est en général par leur faute, elles ont pris un bain d'une température trop élevée. Quiconque entre dans le bain doit seulement éprouver la sensation agréable d'une chaleur tiède. Mais dans un bain chaud la peau ressent une sensation beaucoup plus vive ; elle devient rouge, le visage se colore fortement et se couvre de sueur, la respiration devient haletante, le pouls bat avec violence; un pareil bain est, certes, dangereux, il peut déterminer une attaque subite d'apoplexie ; il laisse au moins quelque temps la tête engourdie, la fatigue et ôte l'appétit. C'est encore une mauvaise habitude de se coucher immédiatement après le bain, et de provoquer la sueur ; on ne manque point d'être pris en se levant d'une faiblesse générale que l'on n'éprouverait pas si, au lieu de se coucher, on eût marché pendant quelque temps et d'une manière modérée.

Le bain *froid* c'est-à-dire pris à la température de l'atmosphère, dans une eau courante, a une action tonique, très propre à relever les forces des individus faibles, et les femmes doivent, autant que cela est possible, ne pas en négliger l'usage. Ce bain ne doit être employé que lorsque l'air est assez chaud, pour qu'en sortant on ne soit point exposé à un refroidissement considérable, il demande à être accompagné de mouvements, et surtout de l'exercice de la natation; lorsqu'on reste immobile, on ne peut le prolonger plus de quelques minutes.

Que le bain soit tiède ou froid, il est toujours dangereux de se baigner peu de temps après un repas; presque toujours la digestion est arrêtée, la circulation et la respiration se troublent, et la mort est venue plus d'une fois surprendre les imprudents qui bravaient ce précepte.

Les *lotions* sur les parties du corps qui sont habituellement découvertes, ou qui fournissent une transpiration plus abondante, doivent être répétées au moins tous les jours. Il est très utile de s'accoutumer à les faire en toute saison avec de l'eau fraîche; car celle-ci fortifie la peau, tandis que l'eau tiède la relâche ; on doit absolument proscrire l'usage de l'eau plus ou moins chaude pour la figure ; l'eau chaude flétrit le teint, l'eau froide au contraire l'entretient et donne plus d'éclat aux couleurs naturelles. L'eau chaude est généralement employée pour les pieds ; et ce bain partiel mérite quelque attention. Ou bien on l'emploie comme moyen hygiénique, et dans ce cas il doit être tiède ; ou comme un moyen capable de porter le sang vers les pieds, en l'attirant des parties supérieures, et on croit remplir cette indication en se plongeant avec courage les pieds dans de l'eau presque bouillante ; mais cette eau trop chaude produit un effet inverse de celui que l'on veut obtenir ; elle commence par raccornir les tissus, par diminuer le calibre des vaisseaux, et ainsi par refouler le sang vers le haut du tronc ; c'est pour cette raison que l'on voit quelques personnes perdre connaissance dans un bain de pieds. Pour retirer l'effet désiré, il faut échauffer l'eau graduellement; on parvient ainsi à supporter une température élevée sans aucun inconvénient. L'eau froide employée pour laver les pieds est préférable à l'eau tiède, quand les lotions sont suffisamment fréquentes. Se laver les pieds, comme les mains, tous les jours, et porter des chaussures larges, c'est un moyen beaucoup plus sûr pour guérir et surtout pour prévenir les cors, que tous les remèdes vantés par les charlatans.

La chevelure sert à protéger la tête et la pare en même temps; elle veut être entretenue avec un grand soin. Autour de la racine des cheveux se trouvent des pores nombreux qui versent sans cesse une espèce d'huile propre à les préserver de l'humidité et à leur conserver la souplesse, mais qui produit sur la tête mal soignée une crasse épaisse d'une odeur rance. Peu de personnes peuvent impunément se laver la tête, la plupart y trouveraient des rhumes et des maux d'yeux ; le peigne et la brosse peuvent d'ailleurs suffire. On a généralement abandonné aujourd'hui l'usage de la poudre, espèce de farine qui, mêlée à la pommade et à la sueur, formait un mastic qui nuisait à l'exhalation de la peau de la tête, mais beaucoup de femmes encore n'osent mettre leur tête à découvert et se chargent de plusieurs couches de bonnets, qui entretiennent une chaleur trop grande, augmentent la sécrétion de la matière huileuse et souvent sont la seule cause de violents maux de tête.

Les ongles ne doivent pas être coupés trop court ; cette règle doit être surtout observée pour les ongles des orteils qui sont destinés par la nature à affermir l'extrémité sur laquelle pèse tout le corps ; trop longs, ils sont exposés à des chocs qui les ébranlent et peuvent déterminer l'inflammation de la racine. Il faut éviter avec soin pour soi, et combattre dans les enfants la mauvaise habitude de se ronger les ongles des doigts, ou d'arracher avec les dents les pellicules, connues sous le nom d'envies qui se détachent au voisinage de l'ongle.

Les dents sont souvent négligées; cette négligence expose à être un objet de dégoût pour les autres, et à perdre ses dents de fort bonne heure. Les différentes substances que nous mâchons laissent après les dents des débris qui demandent à être enlevés, soit par des lotions, soit par un cure-dent s'ils sont trop adhérents; les cure-dents de bois ou de plume doivent être préférés; les lotions avec l'eau simple ou avec de l'eau aiguisée d'une petite quantité d'eau-de-vie, pour les personnes qui ont les gencives molles, doivent être faites le matin et après chaque repas; ces lotions sont loin de suffire toujours. Il se dépose sur les dents et plus sur les inférieures, un limon dur appelé *tartre*, qui les encroûte, s'accumule dans leurs intervalles, irrite et enflamme les gencives, repousse et déchausse les dents. Ce tartre est, chez

BIBLIOTHÈQUE ROYA

quelques personnes, tellement tenace, qu'il ne cède ni à l'eau, ni à la simple friction d'une éponge ou d'un linge ; il faut, dans ce cas, recourir à une brosse médiocrement dure, aidée de quelqu'une des poudres *dentifrices*. La plus simple, celle qui use le moins l'émail des dents et qui enlève le mieux toute mauvaise odeur, est la poudre fine de charbon de pain : on peut y ajouter un peu de sucre ou lui donner de la consistance en la mêlant avec du miel.

CHAPITRE II.

Influence de l'homme sur lui-même.

Les influences que nous venons d'examiner dépendent uniquement de l'organisation physique de l'homme et de la place qu'il occupe dans la nature ; elles ne diffèrent point de celles qui dominent les animaux ; mais les suivantes sont le résultat de sa volonté et de son activité. Abandonnant le côté moral, qui a été traité ailleurs, considérons-les uniquement sous le rapport de la santé. Les plus puissantes d'entre elles sont les passions et le travail.

§ I. *Les Passions.*

On appelle ainsi les impressions plus ou moins fortes que notre ame ressent principalement dans nos rapports avec les autres hommes. Elles varient depuis la plus légère émotion jusqu'au tumulte le plus violent ; personne ne peut se soustraire à leur empire : malheur à celui qui serait parvenu à les étouffer complètement et qui serait devenu indifférent dans toute l'étendue de ce mot ; il aurait détruit en lui la plus noble faculté humaine, celle de comprendre le *beau* et le *bon*. Les régler, mais non les détruire, voilà la véritable sagesse. Parmi les passions, les unes sont agréables et gaies, les autres sont tristes et pénibles. Quelle que soit leur nature les passions violentes portent le désordre dans les fonctions de nos organes, et ce désordre peut être tel que la mort s'en suive. Les passions modérées impriment à toute l'économie une salutaire activité, et contribuent à entretenir la santé.

Les passions tristes sont celles qui généralement influent sur la santé ; elles sont plus durables, elles se renouvellent plus facilement ; c'est contre elles que nous devons nous tenir en garde ; le plus sûr remède du mal qu'elles nous font, c'est le travail, c'est l'accomplissement des devoirs que nous impose notre vocation et notre position sociale ; l'oisiveté, au contraire, les entretient, les nourrit de lectures et de spectacles nuisibles, jusqu'au moment où le corps épuisé succombe où la raison se trouble.

La colère est une des passions à laquelle tout instituteur et institutrice se trouve exposé plus que personne ; qui peut être sûr de lui-même au milieu d'une foule d'enfants indociles et malins, prompts à saisir le ridicule et à blesser l'amour-propre. Cependant quel honteux spectacle d'un maître, d'une maîtresse agités par la colère, les yeux étincelans, la poitrine haletante, la voix brève et troublée. Quiconque est porté à cette passion doit la combattre à outrance ; mais celui qui est préposé à la jeunesse plus que tout autre. A force de persévérance et de vertu, il est sûr de triompher et de gagner le respect de ses élèves, au lieu de leur inspirer de la crainte et de l'horreur.

§ II. *Le Travail.*

Le travail est nécessaire à tout homme : au pauvre, il procure les moyens de suffire à ses besoins et à ceux de sa famille ; il l'ennobit, il le soustrait à l'humilation d'implorer la pitié d'autrui ; au riche, il fournit un emploi utile de son argent, une distraction puissante ; il l'empêche de tomber dans l'ennui ou de se livrer aux passions honteuses. Tous les travailleurs concourent au but général de la société ; mais dans la distribution du travail, toutes les parts ne sont pas semblables ; les uns ont plus à exercer leur corps, les autres leur esprit.

Ces deux genres de travail ont tous deux leurs avantages et leurs inconvénients; le travail du corps est plus salutaire à la santé ; il donne à l'estomac une telle activité que cet organe digère sans peine la plupart des aliments réputés comme lourds; mais il nuit quand il est pratiqué exclusivement au développement de l'intelligence, et ôte le goût d'apprendre, il habitue à faire plus usage de la force que de la raison, et conduit à la préférence des grossiers plaisirs. Le travail de l'esprit est au contraire défavorable à la santé ; il a sur l'estomac une funeste influence, et le détériore promptément; il appelle le sang à la tête et fatigue le cerveau. Ces graves inconvénients, les rachète-t-il par un noble usage, et n'use-t-il la santé que pour un but élevé ? Malheureusement il n'en est pas ainsi : pour quelques hommes qui trouvent dans la gloire et l'estime de leurs concitoyens une juste compensation, que de gens épuisent leur intelligence et leur vie dans de misérables conceptions, inutiles ou nuisibles à la société.

Il est donc utile, dans le travail comme en toute chose, de ne point se faire une habitude exclusive ; l'homme qui se livre aux travaux manuels, fera bien de consacrer quelques heures dans la semaine à cultiver son intelligence, à lire de bons livres qui puissent l'éclairer sur son état, l'instruire de ses devoirs, le mettre en garde contre les mauvais conseils, lui apprendre sa religion et l'histoire de son pays. Il trouvera bientôt dans ses lectures un délassement agréable, il sentira un contentement d'esprit bien plus doux et plus noble que les joies bruyantes du cabaret. L'homme qui se consacre aux travaux intellectuels devra, de son côté, s'imposer l'obligation de quelqu'occupation manuelle, qui, répétée chaque jour, avant ou après ses repas, lui sera plus utile qu'une simple promenade, où son cerveau aura continué de travailler.

§ III. *Le repos.*

Après le travail le repos. Nous sommes avertis de cette nécessité par un sentiment douloureux que nous appelons fatigue. Le repos est incomplet, quand nous substituons un genre d'exercice à un autre ; il n'est complet que dans le *sommeil*. Tant que nous sommes éveillés, les organes qui nous mettent en rapport avec la nature et les autres hommes ne cessent jamais de fonctionner, quelqu'inertes qu'ils paraissent. Ainsi, par exemple, même quand nous sommes assis, nos muscles travaillent encore à tenir le corps droit et à soutenir la tête. Telle est l'influence de ce travail caché de nos organes, que les veilles immodérées nuisent à tout homme, à l'oisif comme au travailleur. Elles font maigrir, répandent la pâleur sur la face ou animent le teint d'une couleur fébrile ; la peau devient brûlante, les yeux rouges et larmoyants, les digestions se troublent ; un pareil état ne peut se prolonger sans constituer une maladie.

Le sommeil engourdit la sensibilité ; mais il n'empêche point les fonctions intérieures de s'exécuter; quelques-unes même semblent en prendre plus d'activité. C'est pendant le sommeil que le corps est plus susceptible d'absorber les miasmes putrides et les différentes exhalaisons. Il est donc imprudent de laisser, pendant la nuit, les fenêtres ouvertes et d'accumuler plusieurs lits dans une chambre étroite; les alcoves, pour la même raison, sont malsaines surtout pour un malade.

Le sommeil est d'autant plus réparateur qu'il est plus profond et moins agité. La tranquillité d'esprit, un exercice modéré, le favorisent. Au contraire l'exercice outré est un irritant qui l'éloigne aussi bien que le chagrin ou l'activité de l'imagination. Si le sommeil dure longtemps, il engourdit les muscles et plonge le cerveau dans une espèce de torpeur. Les heures qu'il faut consacrer au sommeil varient d'après le tempéramment et l'âge. Les individus très excitables, les enfants qui, pendant toute la journée, ont dépensé dans leurs jeux une quantité prodigieuse de force, sont ceux qui ont le plus besoin de sommeil. Sept à huit heures au moins sont nécessaires pour eux, cinq à six pour tout le monde. Le temps de la nuit est le plus favorable au sommeil; il ne faut point croire que le même nombre d'heures, consacrées au sommeil pendant le jour, remplacent avantageusement celles qu'on lui a dérobées pendant la nuit. En faisant ainsi du jour la nuit, on perd la salutaire influence de la lumière. Se coucher et se lever régulièrement à la même heure, est d'une haute utilité. On a remarqué que les hommes qui vivent de longues années, ont presque tous l'habitude de ne point prolonger leurs veilles, et de se lever de grand matin.

La composition des lits est d'une grande importance pour les enfants; un sommier de crin ou une paillasse et un matelas sont biens suffisans. Le lit de plumes développe trop de chaleur, provoque des sueurs fatigantes et force les reins à se courber. Le traversin n'est pas indispensable, mais il contribue à former un plan incliné, propre à faciliter la circulation du sang; l'oreiller, beaucoup moins nécessaire, devient nuisible s'il est en plumes et très épais. Les couvertures varient selon les saisons; un simple couvre-pied en été, l'addition d'une couverture de laine pour l'hiver, voilà ce qui doit suffire. Il est avantageux au moins pour les jeunes garçons de s'habituer à coucher la tête nue.

**

CHAPITRE III.

Circonstances qui modifient les règles de l'hygiène.

Les règles de l'hygiène ne peuvent être absolues, au moins dans leur application de détail; elles sont nécessairement modifiées par les climats, les saisons, le sexe, la force des individus, des habitudes enracinées qu'il serait dangereux de quitter brusquement, les professions, les dispositions héréditaires, la convalescence, certaines dispositions du corps intermédiaires entre la santé et la maladie, etc. Il serait trop long d'entrer dans le détail de toutes ces circonstances; mais deux méritent d'être développées : ce sont les tempéraments et les âges.

§ I. *Tempéraments.*

On appelle ainsi des différences entre

les hommes, caractérisées par la prédominance de certains organes sur les autres. On en distingue quatre : le *sanguin*, le *lymphatique*, le *bilieux* et le *nerveux*.

I. *Tempérament sanguin.*

Ce tempérament se distingue par l'abondance et la richesse du sang, la force du pouls, la coloration animée de la peau et surtout du visage. Les individus qui présentent ce caractère ont ordinairement les cheveux châtains les yeux bleus foncés, les formes avantageuses, la taille assez élevée, les membres fortement musclés ; c'est parmi eux que se rencontrent ordinairement les *athlètes* et les *forts* ; leur caractère est naturellement doux ; mais si la colère ne s'allume chez eux que lentement, elle est terrible dans ses éclats. Les sujets sanguins sont promptement incommodés par le soleil ; et, comme la transpiration chez eux est plus abondante, ils sont exposés aux refroidissements et aux inflammations des poumons. Toute gêne dans leurs vêtements, particulièrement du côté de la poitrine et du cœur, fait refluer le sang en abondance vers la tête. Ils sont, vers l'âge mûr, disposés à prendre un embonpoint excessif. On voit que ce qui leur convient le mieux, est l'habitation sur un lieu peu élevé et abrité du soleil, des vêtements amples, une nourriture abondante en végétaux mucilagineux, plus qu'en farineux, les viandes peu colorées, le vin très étendu d'eau, un sommeil de six heures environ. Les bains froids leur sont avantageux, mais plus que personne, ils doivent craindre de s'y plonger peu de temps après avoir mangé, ou quand leur corps est en sueur. C'est pour eux surtout que les bains trop chauds sont redoutables. La sobriété et l'exercice sont les moyens auxquels ils doivent avoir recours pour prévenir l'excès d'embonpoint,

II. *Tempérament lymphatique.*

(Flegmatique des anciens.)

Mollesse dans les tissus, blancheur de la peau, formes arrondies, chevelure blonde et soyeuse, yeux d'un bleu clair, disposition à la bouffissure, aux engorgements du cou et de l'aisselle; tels sont les traits principaux qui appartiennent à ce tempérament. Les individus lymphatiques ont les articulations grosses, les membres inférieurs souvent arqués. Ils ont les mouvements lents, sont enclins à la tristesse et redoutent encore plus le travail de l'esprit que celui du corps.

Leurs maladies sont en général peu aiguës, mais elles guérissent difficilement. Ce tempérament qui est opposé au précédent, veut un régime tout contraire, l'air vif des montagnes, l'impression prolongée du soleil et de la lumière, une nourriture composée de viandes rôties, les végétaux anti-scorbutiques, les bains de mer, un sommeil de sept à huit heures. Les exercices leur conviennent, mais ils doivent être modérés et progressifs.

III. *Tempérament bilieux.*

Ce tempérament doit son nom à l'énergie et à la susceptibilité du foie, organe producteur de la bile; ce tempérament se rencontre souvent chez les habitants du midi, rarement chez ceux du nord; les cheveux et les yeux sont de couleur noire foncée, la peau jaunâtre, les membres secs et vigoureux, le regard vif et pénétrant, la volonté prompte, énergique les passions violentes. Les hommes de ce tempérament sont sujets aux maladies de foie et d'estomac; ils recherchent les liqueurs fortes qui leur sont nuisibles; ils bravent facilement le danger pour satisfaire leurs désirs; c'est parmi eux que se trouvent le plus souvent les ambitieux et les hommes de guerre. Les viandes blanches, les végétaux de facile digestion, les boissons rafraîchissantes doivent former leur régime habituel. Les bains tièdes leur sont utiles. Leur tendance aux exercices violents doit être modérée.

IV. *Tempérament nerveux.*

Ce tempérament a des caractères physiques moins prononcés que les précédents ; une constitution grêle l'accompagne ordinairement. Les personnes nerveuses ont une susceptibilité exaltée ; elles s'abandonnent avec vivacité à leurs sensations et les peignent avec énergie ; mais chez elles l'impression présente efface l'impression passée : aussi sont elles capricieuses et changeantes. Pour elles point de petits chagrins ; une simple contrariété les émeut presqu'aussi fortement qu'un grand malheur. Ce sont ces personnes qui versent des pleurs abondantes aux représentations théâtrales, et à la lecture des romans, mais qui redoutent d'éprouver leur sensibilité par la vue des maux réels. Presque toujours insupportables à ceux qui les entourent, elles n'estiment et n'aiment qu'elles-mêmes, sont peu serviables, fuient tout travail, s'usent dans les veilles et les fêtes. Ce tempérament est presque une maladie; il ne peut se guérir qu'en substituant l'occupation à l'oisiveté, la nécessité du travail aux caprices de l'imagination. Un changement de fortune, si ces individus sont capables de le supporter, est peut-être la circonstance qui amènera le plus promptement une heureuse transformation.

Les tempéraments sont loin de se présenter toujours avec des caractères aussi tranchés que ceux que je viens de décrire. Ils se mêlent souvent ensemble, se modifiant l'un l'autre; par exemple, le *nerveux* s'unit au *bilieux*, au *sanguin*, et même au *lymphatique*; ce dernier emprunte au sanguin une partie de ses caractères, et se déguise sous un masque de brillante santé, etc. Il faut un esprit d'observation pour démêler cette confusion, et en saisissant les caractères du tempérament le plus important à modifier, lui appliquer les règles d'hygiène qui lui conviennent. Suivies avec persévérance, ces pratiques ne sont jamais sans résultat, car les tempéraments sont susceptibles de changer. Le lymphatique appartient plus souvent à l'enfance qu'à l'âge adulte; le tempérament nerveux est presque toujours acquis par une mauvaise éducation; il peut se corriger par de meilleurs conseils.

§ II. *Ages.*

Depuis l'instant de la naissance jusqu'au dernier terme de l'existence, notre corps est soumis à des changements progressifs, qui, quoiqu'insensibles d'un jour à l'autre, partagent la vie en périodes faciles à distinguer; on compte généralement quatre de ces périodes ou âges : l'*enfance*, l'*adolescence*, l'âge *adulte*, la *vieillesse*.

I. *L'enfance.*

L'enfance commence avec la vie et finit vers douze ans. La susceptibilité des divers organes qui subissent des sensations toutes nouvelles pour eux, la prédominance lymphatique, l'éruption des premières dents, la chute de celles-ci et leur renouvellement, tels sont les principaux caractères qui dominent cet âge. Que de soins il réclame! Une femme peut seule les donner. Mais ces soins doivent être éclairés, car souvent ils décideront de la santé, peut-être pour toute la vie. Le lait de la mère ou d'une bonne nourrice est la seule nourriture qui convienne pendant les premiers mois; on se hâte trop généralement de donner à manger aux enfants; le lait de vache, d'abord coupé avec de l'eau d'orge, puis pur, puis une bouillie bien cuite, les divers potages, tels sont les aliments dont il faut se contenter jusqu'à la fin de la première année. L'ordre dans lequel apparaissent les dents nous indique le vœu de la nature ; d'abord, les dents antérieures ou incisives propres seulement à trancher des corps mous, du pain et quelques fruits ; plus tard, les dents molaires destinées à broyer des aliments plus solides. Les vêtements seront d'abord des langes appliqués contre le corps, et nécessaire pour entretenir la chaleur, mais peu serrés. On a généralement rejeté ces bandes dans lesquelles on garottait le petit enfant, sous le prétexte absurde de l'empêcher de se déformer, mais on a conservé l'habitude de couvrir sa tête d'une coiffure chaude et pesante qui augmente la crasse de la tête; puis, comme si ce n'était pas assez pour gêner la transpiration de la peau, on respecte avec soin ces *gourmes* soi-disant salutaires à la santé, et qui manquent chez l'enfant dont la tête est légèrement couverte et lavée avec un peu de lait tiède. Quand les enfants commencent à faire quelqu'usage de leurs membres, il est utile de les placer à terre, sur quelque corps doux, cela leur permet de l'exercice et repose la mère; mais il ne faut point les mettre sur leurs jambes avant que celles-ci soient assez fortes pour les soutenir. Le reste de l'enfance est exposé à moins de périls, mais c'est l'époque de la vie où les parents et les maîtres doivent le plus s'attacher à donner à l'enfant des habitudes hygiéniques; comme à lui inculper des idées justes et des connaissances simples, mais positives.

II. *De l'adolescence.*

Cet âge commence vers douze ans et se termine à l'époque de vingt et un an chez les femmes, de vingt-cinq ans chez les hommes; passé quinze ou dix-huit ans on remplace ordinairement cette expression par celle de la *jeunesse*. Pendant cette époque le corps acquiert son développement, les cheveux se rembrunissent, les dents se complètent, les membres deviennent plus forts, les traits du visage se forment, la poitrine et les hanches s'élargissent, la voix prend plus d'ampleur, la prédominance sanguine se manifeste ; à cet âge conviennent les exercices d'agilité, le saut, l'équitation, la danse, la course. A cet âge appartiennent les nobles pensées, les sentiments généreux, le besoin d'apprendre, les plaisirs de l'imagination, la confiance dans l'avenir ; mais aussi la facilité à contracter des habitudes vicieuses, à suivre les mauvais conseils.

III. *L'âge adulte.*

Cet âge touche d'un côté à ajeunesse, époque de force et d'accroissement, de l'autre à la vieillesse, époque d'affaiblissement ; il est renfermé dans des limites moins fixes que les âges précédents. La maladie et la négligence des règles hygiéniques, peuvent en abréger considérablement le terme ordinaire.

IV. *La vieillesse.*

Cet âge commence de cinquante à soixante. Pendant cette période la peau devient sèche, les forces diminuent, les cheveux blanchis se détachent de la tête, les dents tombent, les articulations se raidissent, la digestion devient paresseuse, les sens perdent leur finesse, les organes se flétrissent. Quant aux facultés intellectuelles, la vieillesse ne leur nuit pas autant qu'on le répète ordinairement. Le vieillard qui, toute sa vie, les a exercées avec soin, qui a conservé des habitudes de tempérance, et appris à maîtriser ses passions, étonne encore dans un âge avancé, par la sûreté de sa mémoire, l'étendue de son instruction et la vivacité de ses réparties. Le vieillard aime à rester dans les lieux qu'il habite depuis long-temps, et il a raison; le changement de lieu ne lui vaut rien. Il a besoin de vêtements plus chauds, les bains multipliés le fatigueraient; deux repas lui suffisent; il est obligé par la perte de ses dents, de manger lentement et de rejeter les substances trop dures. Les végétaux lui conviennent moins que la viande; un peu de vin relève ses forces, mais l'abus lui en est plus nuisible qu'à tout autre âge; car il hâte la dégradation de son esprit, et augmente la tendance à l'engourdissement. C'est contre cette tendance que le vieillard doit surtout lutter; après le repas, qu'il ne s'abandonne pas au sommeil, mais qu'il prenne un peu d'exercice, la digestion s'en fera mieux et plus promptement.

CHAPITRE IV.

Règles d'hygiène qui ont pour but d'améliorer la santé.

L'exercice bien dirigé d'un organe augmente son énergie étend et facilite ses fonctions ; la privation d'exercice d'un organe, si elle est prolongée, finit par le rendre incapable d'agir ; telle est la loi que ne perdra jamais de vue toute personne qui donne ses soins à la jeunesse et veut lui être réellement utile. former le cœur à la vertu, développer leur intelligence et veiller à leur santé, tel est le but qu'elle ne doit jamais perdre de vue. Veiller à leur santé, ce n'est pas seulement éloigner les causes de danger, condamner pendant la récréation, les jeunes filles à l'immobilité, de peur qu'elles ne se blessent, et les astreindre, pendant l'étude à une position gênante ;

c'est travailler à perfectionner leurs sens, à rendre leur voix plus nette, à maintenir leur corps dans une rectitude qui n'ait rien de forcé, à combattre les mauvaises attitudes et à détruire, s'il est possible, leurs effets; enfin, à développer leur forces par des jeux biens réglés.

§ I. *De la faiblesse de l'ouïe.*

Cette faiblesse chez les enfants n'est point rare. Quand on remarque qu'un enfant paraît saisir difficilement les leçons, quoiqu'il ait écouté, qu'il hésite habituellement à répondre quand on l'interroge, et que ses réponses sont sans liaison, on peut craindre que cela dépende moins de paresse, de timidité, de faiblesse d'intelligence que de la difficulté d'entendre. Pour s'en assurer qu'on fasse venir près de soi l'enfant, et par quelque question imprévue, mais faite d'un ton peu élevé, qu'on cherche à éveiller vivement son intérêt ou bien qu'on l'interpelle de sa place sans y joindre le geste, cette petite expérience variée de différentes manières conduira promptement à savoir, d'une manière certaine, si l'ouïe est dure et à quel degré. La dureté de l'ouïe peutvenir uniquement de malpropreté; quelquefois la matière jaune qui se forme dans le conduit de l'oreille, s'y accumule en assez grande quantité pour l'obstruer et fermer ainsi passage au son; l'extraction de cette matière préalablement ramollie par de l'eau tiède, suffit pour rendre à l'ouïe sa finesse comme par enchantement. Mais, le plus souvent il n'en est pas ainsi. Une disposition intérieure de l'organe a déterminé l'infirmité : comment y remédier? En pareil cas, on se contente généralement d'élever la voix avec cet enfant plus qu'avec tout autre; puis, quand il commence à entendre difficilement le ton élevé, on crie, on crie comme à un sourd; le pauvre enfant l'est devenu réellement. Au lieu de cette méthode absurde cherchez à faire l'éducation du sens ; si une seule oreille est paresseuse, adressez-vous de préférence à celle-là, en parlant un peu lentement, et articulant très distinctement les syllabes, tout juste assez haut pour être entendu. Dans la classe, placez-le d'abord près de l'estrade ; mais aussitôt qu'il aura commencé à entendre plus nettement, et vos sons l'y amèneront si sa surdité n'est pas complète et profondément enracinée, commencez à l'éloigner un peu, et ainsi de suite, tant qu'il sera possible de gagner quelque chose.

§ II. *De la faiblesse de la vue.*

Les préceptes que nous venons de donner pour l'ouïe, s'appliquent, sauf la forme des exercices, à la vue. Certains enfants ont les yeux très excitables ; une lumière un peu vive, ou simplement l'attention prolongée, fait rougir leurs paupières, remplit leurs yeux de larmes et trouble la vue. Aussitôt qu'on s'en aperçoit, il faut permettre le repos de l'organe. Ces enfants devront être placés dans l'endroit le moins éclairé de la classe pour les garantir contre l'impression de la lumière; on leur fera porter un garde-vue ou des conserves colorées en bleu ou en vert : cependant il serait dangereux que leurs yeux restassent dans une oisiveté complète; ils devront être exercés progressivement en prolongeant peu à peu le temps des lectures, et en diminuant la grosseur des caractères. Beaucoup d'enfants ont la vue *courte*; on les reconnaît généralement à leurs yeux saillants; ils sont forcés de rapprocher leurs livres ou leurs cahiers très près de leurs yeux; et la plupart même ont pris l'habitude d'exagérer l'infirmité naturelle. On doit s'opposer à cette tendance, et plus espérer de l'exercice dans cette circonstance que dans toute autre; car il est de nombreux exemples de personnes qui ont perfectionné leur vue par le temps et l'exercice. Il faudra souvent attirer l'attention de ces enfants sur des objets lointains, les accoutumer à éloigner graduellement leurs livres, les forcer à ne pas écrire trop fin. Les lunettes à verres concaves qui rendent aux vues courtes la faculté d'apercevoir de loin, ne conviennent pas aux enfants, elles fatiguent les yeux, provoquent le mal de tête par l'éclat inaccoutumé qu'elles leur présentent et empêchent tout perfectionnement; car il ne se passe guère d'années où il ne soit nécessaire d'augmenter la force des verres. Le *loucher* non seulement dépare la physionomie, mais encore il nuit beaucoup à la justesse de la vue, puisqu'il empêche que les deux yeux puissent être dirigés sur le même point. Il est quelquefois incurable; mais le plus souvent il dépend de l'inégalité de force entre les deux yeux ou entre les diverses parties musculaires qui font mouvoir chaque œil, il peut être guéri par des exercices qui tendent à régulariser cette action. Si un seul œil louche, on couvre le bon œil avec un bandeau, et on force ainsi le mauvais à s'exercer seul. Si les deux yeux regardent en dedans, du côté du nez, on fixe sur chacun deux une coquille de noix percée d'un petit trou à son centre; de telle sorte que l'enfant, pour se conduire, est obligé de faire les plus grands efforts pour ramener ses yeux dans la direction de ce trou.

§ III. *Exercices de la voix.*

La voix est une suite de sons produits par le passage rapide de l'air qui sort de la poitrine, à travers l'ouverture étroite du larynx, organe situé au cou, plus volumineux chez les hommes où la saillie qu'il forme est vulgairement appelée *Pomme d'Adam*. Les exercices de la voix se lient donc à l'exercice de la respiration; en même temps qu'ils rendent la voix plus nette, plus sonore, plus flexible, ils contribuent à faire l'éducation de la respiration, à la rendre plus libre, plus étendue : ils apprennent tantôt à la suspendre, tantôt à la précipiter, mais avec ordre et mesure.

Le *chant* est, de tous ces exercices le plus puissant, et celui qui plaît le mieux aux jeunes personnes. Loin de le bannir ou de l'abandonner au caprice des enfants, et de le laisser borné à quelques morceaux souvent insignifiants, une bonne maîtresse doit s'emparer de cet exercice, le régulariser, le mêler aux jeux pour les animer, à l'étude pour en varier la monotonie. Elle doit s'appliquer à ce que les enfants chantent juste et fort, mais sans que leurs chants dégénèrent en cris. Elle permettra moins souvent cet exercice à celles de ses élèves qui ont la poitrine faible, mais elle ne le défendra pas absolument; l'excès pourrait leur être nuisible, mais l'exercice réglé ne peut qu'être profitable. Le choix des paroles et des *rhythmes* ou *airs* sera fait avec discernement. Sérieux et graves, ils disposent à la réflexion, au recueillement, ils impriment à ces jeunes ames des sentiments respectueux; joyeux et vifs, ils entraînent, ils délassent l'esprit et le corps.

§ IV. *La lecture à haute voix.*

La lecture à haute voix a des effets moins marqués que le chant; mais en même temps qu'elle montre si les enfants comprennent, et surtout ce qu'ils lisent, elle leur apprend à ménager avec art leur respiration. Voyez l'enfant qui commence cet exercice, n'arriver qu'avec grande peine à la fin des phrases, ou s'arrêter, au milieu, tout haletant. Plus tard si vous l'avez dirigé convenablement, il lira long-temps sans fatigue, avec grace. Sa vue qui dans le commencement se troublait, et sans cesse errait incertaine sur les caractères, sera devenue plus assurée; il saura ne respirer qu'aux endroits où le sens demande quelque suspension; la fréquence ou la force de ses inspirations sera tout à fait en rapport avec la ponctuation du livre.

§ V. *Du bégaiement.*

Cette infirmité est assez commune, les nuances qu'elle offre sont nombreuses; elle peut n'être qu'un défaut très léger de prononciation; elle peut être portée au point de rendre l'enfant qui en est affecté un objet de ridicule pour ses camarades, et de le décourager en lui ôtant l'espérance des professions qui exigent le libre exercice de la parole. Longtemps cette infirmité fut regardée comme incurable; on citait bien quelques hommes qui, par une volonté énergique, étaient parvenus à se guérir, mais ces exemples ne paraissent que comme de rares exceptions.

Une dame américaine, mue par le louable désir de guérir du bégaiement la fille de son bienfaiteur, a découvert, il y a quelques années, une méthode de traitement, qui, perfectionnée en France, donne les plus heureux résultats. Cette méthode est fondée sur la remarque que les bègues, au moment de leur hésitation, appliquent avec force la langue contre les dents inférieures; plus ils font d'efforts pour vaincre leur embarras, plus la langue se colle obstinément à la partie inférieure de la bouche. Si au contraire en parlant, ils s'observent eux-mêmes et s'ils relèvent la langue avec soin, ils parlent naturellement. La règle à suivre est donc celle-ci : faire articuler les sons, en détachant, le moins possible, la langue du palais; il est vrai qu'avec cette position de la langue, la voix est empâtée; mais le bégaiement a cessé; il ne s'agit plus que de perfectionner la prononciation. Quelques jours d'application de cette méthode suffisent pour guérir un bégaiement peu invétéré. Mais, s'il est porté à un haut degré, il faut plus de temps et d'effort. On commence par interdire au bègue la parole, absolument, pendant tout autre temps que celui des exercices. S'il veut guérir cette condition est indispensable; qu'il n'oublie point que le maître ne peut que lui indiquer la méthode, mais que la guérison est le résultat de sa persévérance à l'appliquer. Les premiers exercices consistent en lectures faites très lentement; en phrases apprises par cœur et articulées en récitant chaque syllabe : en petits airs chantés en battant la mesure. Pendant les exercices on s'occupe plus particulièrement de toutes les syllabes dans la production desquelles le bègue échoue le plus souvent. Quand les premiers exercices s'exécutent avec plus de facilité, que le bègue qui d'abord ne peut apporter aucune attention au sens de ses paroles, préoccupé qu'il doit être de la position de sa langue, a pris assez d'assurance et d'habitude pour suivre ce qu'il dit en restant maître de cet organe; il doit parler quelque temps seul et raconter quelques faits d'une certaine étendue. Enfin quand il paraît avoir acquis assez de confiance en lui-même, on lui permet la conversation d'abord lente, puis animée ; cette dernière épreuve est la plus difficile de toutes; s'il la surmonte, il est guéri.

§ VI. *Des attitudes vicieuses.*

Les attitudes méritent toute l'attention d'une sage institutrice, elles ont souvent sur la taille des jeunes filles une fâcheuse influence ; la plupart des déformations ont eu pour cause première quelque mauvaise attitude habituellement répétée. Si les déformations se rencontrent plus fréquemment chez elles que chez les garçons, on doit l'attribuer à ce que leurs os sont moins résistants ; à ce qu'elles restent plus long-temps dans la même position, étant assises une grande partie du jour ; à leurs corsets qui gênent leurs mouvements ; à la tranquillité de leurs jeux qui ne suffisent point pour réparer les forces qu'une longue inaction leur fait perdre. Les déformations sont surtout à craindre vers l'époque de l'adolescence, lorsque les jeunes filles prennent tout-à-coup un accroissement en longueur. La plus fréquente de ces attitudes et une forte incurvation du corps en avant; elle est surtout commune chez les enfants qui ont la vue courte; en écrivant, ils appuient fortement la partie antérieure de la poitrine sur le bord de la table, en même temps qu'ils rejètent leurs jambes sous le banc. Cette position disgracieuse; outre qu'elle rend la main moins sûre et moins légère pour écrire a l'inconvénient bien plus grave de gêner, par la compression de la poitrine et du ventre, la respiration et la circulation, elle prédispose aux palpitations de cœur: elle habitue le dos à se voûter, la tête à se porter en avant.

D'autres jeunes filles au contraire ont une tendance à se renverser en arrière;

ce sont en général celles à qui dans la première enfance on a laissé la tête pendre en arrière ; chez-elles , la tête s'enfonce entre les épaules, le menton est relevé, les yeux dirigés en haut. Plusieurs ont les reins trop fortement cambrés, soit par une disposition naturelle, soit parce-qu'on les a fait marcher trop tôt, alors que l'épine n'était point encore assez solide, soit par prétention de se redresser et de paraître bien faites.

Une autre attitude plus dangereuse que les précédentes est l'inclinaison de côté. C'est celle-la qui fait le plus de bossus ; elle est assez habituelle chez les jeunes personnes à qui l'on fait porter de trop bonne heure de lourds paniers, de jeunes enfants ; chez celles qui ont un des membres inférieurs plus court que l'autre ; chez celles qui, sans avoir cette infirmité, ont l'habitude de reporter le poids du corps toujours sur la même jambe. C'est celle que prennent les jeunes filles faibles condamnées par leurs occupations habituelles d'écriture, de dessin, de musique, de travail à l'aiguille, à rester assises la plus grande partie du jour. Fatiguées de cette position, elles sont disposées à se pencher en avant, mais si la maîtresse leur répète sans cesse de se tenir droites, pour échapper au reproche, elles s'apprennent à incliner fortement le tronc vers sa partie inférieure, sans que cela apparaisse à des yeux peu attentifs. Mais, dans le moment où elles paraissent droites, examinez-les par derrière : le tronc est raccourci, une des épaules est relevée et saillante, la banche opposée fait également une saillie considérable. L'inclinaison du corps se fait plus habituellement à gauche, parce que nous nous servons plus souvent de la main droite, et que, pour cette raison, nous élevons plus l'épaule de ce côté.

Tant que ces attitudes n'ont point produit une déformation constante dont le traitement appartient à la médecine; tant que les jeunes personnes, quoiqu'ayant un mauvais maintien, sont susceptibles de se redresser, quand on force leur attention, une maîtresse peut espérer que ses conseils et sa surveillance éclairée empêcheront leur taille de tourner ; et quand la difformité est déjà établie, elle doit faire tous ses efforts pour s'opposer aux progrès. Les moyens à employer sont les suivants : répéter les avertissements, ne point prolonger trop long-temps les études, et les varier; veiller à ce que les enfants ne se servent pas trop exclusivement de la même main, à ce qu'ils conservent, autant que possible, l'équilibre dans leurs mouvements; opposer quelquefois aux attitudes prises habituellement, des habitudes inverses, mais sans abuser de ce moyen qui pourrait devenir dangereux ; donner à leurs jeux une direction fondée sur ces principes.

§ VII. *Des jeux.*

Les jeux sont absolument nécessaires

aux enfants ; il faut se défier des enfants qui fuient le jeu et qui craignent le mouvement si naturel à cet âge. Leurs jeux doivent être agités, bruyants ; plus on veut exiger d'eux pendant l'étude, plus il faut leur laisser de liberté pendant la récréation. On a tort de croire que les exercices actifs ne soient pas aussi indispensables aux jeunes filles qu'aux jeunes garçons. Beaucoup d'entre elles ne doivent leur mauvaise santé, leur défaut de croissance, leurs palpitations violentes, leur teint décoloré, qu'à l'inaction dans laquelle on les maintient. Pauvres enfants ! on les trouve bien raisonnables, bien tranquilles, et on se glorifie de leurs qualités anticipées qui ne sont qu'un indice de faiblessse et de mauvaise santé. L'exercice a pour premier effet, d'appeler le sang dans la partie du corps qui est exercée, de la nourrir et de la développer ; puis, il a une influence salutaire sur tout le corps, il rend la circulation plus rapide, la digestion plus facile ; dans le repos, la tête se trouve moins pesante, et le travail d'esprit moins fatigant. Les jeux qui exercent le plus les membres inférieurs, sont la course, la danse, le saut. Cependant les bras ne restent pas complètement inactifs, et on peut facilement augmenter leur action, comme, par exemple, dans la course exécutée en conduisant un cerceau, dans le saut avec une corde qui fait tourner celui qui saute. Outre les effets généraux de ces exercices, qui sont de produire une suite d'extensions et de flexions propres à assouplir les articulations, et une suite d'ébranlements qui activent les fonctions intérieures, ils fournissent certaines applications particulières au redressement des attitudes : la danse qui demande que les épaules soient effacées, la tête portée avec grâce convient aux jeunes personnes qui ont le dos voûté et la tête en avant, on peut leur appliquer aussi l'exercice de la corde, en leur faisant tourner la corde d'avant en arrière.

Celle qui penche le corps en arrière, trouvera plus d'avantage à monter une pente, à la descendre à reculons, à faire passer sa corde d'arrière en avant, à courir en poussant un cerceau.

D'autres jeux plus tranquilles peuvent être encore être appliqués au même objet ; par exemple, à celles qui tiennent la tête en avant, on place sur le front un petit corps léger très mobile qu'elles doivent porter en marchant, ou bien, on leur apprend à faire voltiger, au bout d'un tuyau de plume fendu et évasé, une petite boule de liége qui ne peut retomber dans cette espèce d'entonnoir, que si la tête est fortement renversée en arrière. Il s'établit facilement entre les jeunes filles, une émulation qui anime les jeux, rend les efforts plus grands, et conduit à la guérison sans que personne songe à se guérir. Il est des jeux qui exercent davantage les membres supérieurs; tel est le volant. C'est dans ces jeux qu'il faut avoir soin de faire exercer les deux mains, et surtout celle du côté opposé à l'épaule trop forte.

Dans d'autres jeux du même genre, et appelés de *suspension*, l'enfant quitte absolument la terre. Il est suspendu par ses mains, et les membres inférieurs servent par leur poids, à étendre le tronc. Ces jeux qui semblent fatigants au commencement, mais auxquels les enfants se familiarisent aisement, sont ceux qui conviennent le mieux aux jeunes filles, chez lesquelles l'inclinaison de côté est devenu tellement habituelle qu'elles ont de la peine à se redresser, ou chez qui une déformation est complètement établie. Ces jeux peuvent être variés de mille manières; les plus simples et les plus faciles à établir sont les suivants : un bâton est attaché par ses deux extrémités à deux cordes; l'enfant, en se levant sur la pointe des pieds; saisit le bâton, se suspend, se balance; puis, avec plus d'habitude et de force, s'élève par des contractions puissantes jusqu'à dépasser le baton, de sa tête, de tout le tronc, à s'asseoir sur le baton, à passer par-dessus. L'autre jeu consiste dans une longue perche fixée par ses deux bouts à deux montants. Il faut la parcourir dans toute sa longueur; tantôt à l'aide des deux mains qu'on pose l'une devant l'autre; tantôt on quitte d'une des mains, et laissant le corps décrire un demi tour, on saisit de la main libre la perche, puis on lache à son tour la main qui vient de soutenir tout le poids. Ces jeux doivent être employés avec la précaution que requiert la décence et celle de ne point laisser se trop fatiguer les jeunes filles, de ne leur permettre que les exercices qu'elles sont devenues capables d'exécuter, de placer les perches à une hauteur qui rend les chutes sans danger, et d'empêcher les autres enfants d'imprimer des balancements violents à celles qui sont suspendues.

FIN.

TABLE.

FIN DE LA TABLE.

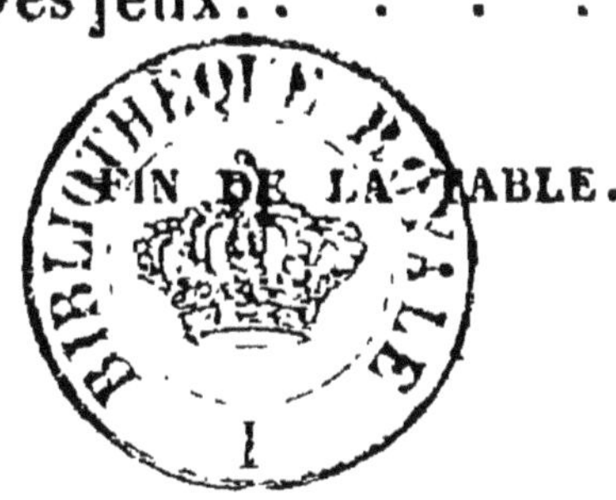
BIBLIOTHÈQUE ROYALE

BIBLIOTHEQUE NATIONALE DE FRANCE
3 7531 01977635 1